Doris Brauner/Frede Ladefoged

KRANKMACHER SCHWERMETALLE

Blei in den Knochen – Abhilfe durch Haaranalyse

Ariston Verlag · Genf/München

Die Deutsche Bibliothek – CIP-Einheitsaufnahme

Ladefoged, Frede:
Krankmacher Schwermetalle : Blei in den Knochen – Abhilfe dank Haaranalyse / Frede Ladefoged, Doris Brauner. – Erste Aufl. – Genf; München: Ariston Verlag, 1991
ISBN 3-7205-1640-7
NE: Brauner, Doris

Gestaltung des Einbandes:
Atelier Höpfner-Thoma, GraphicDesign BDG, München
Umschlagphoto: Manfred Kage
Gesamtherstellung: Ueberreuter Buchproduktion, Korneuburg bei Wien
Erste Auflage November 1991
Printed in Austria 1991

ISBN 3-7205-1640-7

Inhalt

Vorwort 9

ERSTER TEIL
Die medizinische Haar-Mineralanalyse 11
Einleitung 11
Frede Ladefoged: So erging es mir selbst 12
Weitere dokumentierte Fälle 16

ZWEITER TEIL
Die Mineralstoffe 21
Allgemeines über Mineralstoffe 21
Einfluß von Medikamenten auf Mineralstoffe und Vitamine 22
Mineralmangel und seine Folgen 23
Wie wird eine Haaranalyse durchgeführt? 25
»Mineralab« – das Umweltinstitut 27
Fragebogen: Mineralmangel 30
Mineralien im Überblick 31
Argentum (Silber) 31
Aluminium 32
Arsen 35
Aurum (Gold) 36
Barium 38
Beryllium 39
Bismutum (Wismut) 41
Blei 44
Bor 46
Brom 48
Cadmium 50
Calcium 53
Chrom 57
Cobalt 59
Eisen 61
Fluor 64
Germanium 66
Jod 68
Kalium 71
Kupfer 73

Lithium 77
Magnesium 78
Mangan 85
Molybdän 88
Natrium 89
Nickel 92
Phosphor 94
Platin 97
Quecksilber 99
Schwefel 102
Selen 105
Silicium 109
Stibium (Antimon) 110
Strontium 112
Thallium 114
Vanadium 115
Zink 116

DRITTER TEIL
Die Vitamine 123

Vitamine sind lebensnotwendig 123
Fragebogen: Vitaminmangel 124
Vitamine im Überblick 125
Vitamin A (Retinol) 125
Vitamin B_1 (Thiamin) 127
Vitamin B_2 (Riboflavin) 129
Vitamin B_3 (Pantothensäure) 130
Vitamin B_6 (Pyridoxin) 132
Vitamin B_{10} (PABS) 133
Vitamin B_{12} (Cobalamin) 134
Vitamin B_{13} (Orotsäure) 136
Vitamin B_{15} (Pangamsäure) 136
Vitamin B_{17} (Laetril) 137
Inositol 138
Vitamin B_c (Folsäure) 139
Cholin 140
Rutin 141
Vitamin C (Ascorbinsäure) 143
Vitamin D (Calciferol) 145

Vitamin E (Tokopherol) 146
Vitamin H (Biotin) 148
Vitamin K (Phytomenadion) 149
Vitamin PP (Niacin) 150

VIERTER TEIL

Die richtige Ernährung 153

Vollwertige Ernährung 153
Was können wir noch essen? Was essen wir mit? 153
Auch die Uhrzeit spielt eine Rolle 156
Kohlehydrate machen leistungsfähig 157
Achtung, Diabetiker! 158
Machen Süßigkeiten krank? 158
Kohlehydrate sind wichtige Energielieferanten 158
Insulin reguliert die Blutzuckerbalance 159
Fette – Lipide 159
Zuviel Fett macht dick 159
Ungesättigte Fettsäuren – was ist das? 160
Genügend Galleproduktion ist wichtig 160
Cholesterin – ein Alptraum 161
Bewegung senkt den Cholesterinspiegel 162
Eiweiße und Aminosäuren 162
Enzyme, die Biokatalysatoren unseres Körpers 163
Der Säure-Basen-Haushalt 165
Wodurch entstehen Zivilisationskrankheiten? 165
Essen Sie abwechslungsreich und vielseitig! 170
Achtung, Sportler! 171

ANHANG

Informationen 173

Das Wasser, das wir trinken 173
Yerba-Lapacho-Tee 175
Biomag – Magnetfeldtherapie 177
Analyse-Resultate von »Mineralab« 179
Schadstoffe im Haus 182

Vorwort

Unser Labor, »Mineralab«, im schweizerischen Thalwil gelegen, hat viele Neuentdeckungen gemacht und Erfahrungen gesammelt, die in dem vorliegenden Buch, einer erweiterten Neuausgabe meines ersten Buches »Schwermetalle machen krank« (1986), an Sie weitergegeben werden sollen. Es waren meine eigenen Gesundheitsprobleme gewesen, die mich, der ich ursprünglich Agraringenieur war, zu meiner neuen Ausbildung in Biophysik und Ernährungsberatung führten.

Mehr als zehn Jahre Pionierarbeit habe ich als gebürtiger Däne in der Schweiz in der Mineral-, Spurenelement- und Vitaminforschung – inmitten einer schulmedizinischen Monopolwelt – geleistet. Heute erfahre ich glücklicherweise von allen Seiten ein starkes Interesse. Mehrere Versicherungen in der Schweiz bezahlen bereits die Analysekosten. Ich hoffe, daß bald jede Krankenkasse in Europa eine oder mehrere jährliche Haar-Mineralanalysen ihren Mitgliedern empfehlen und bezahlen wird: als eine der sinnvollsten Diagnose- und Vorbeugungsmaßnahmen. Die Umweltverschmutzung nimmt bekanntlich zu. Die einzige Möglichkeit, beispielsweise Schwermetallüberlastungen festzustellen, führt über die einfache medizinische Haar-Mineralanalyse.

Wir betreiben heute in der Schweiz ein hochtechnisch ausgerüstetes Labor, wie man es nur in Japan in gleicher Qualität findet. Im Interesse unserer Kunden stehen wir in enger Zusammenarbeit mit Ärzten, Heilpraktikern und Therapeuten. Der bekannten deutschen Heilpraktikerin Doris Brauner, die sich auf dieses Gebiet spezialisiert hat, möchte ich meinen Dank für ihren großen Einsatz als Mitautorin dieses Buches auf diesem Weg aussprechen. Unser Buch, geschrieben für Fachleute und Laien, ist für alle, die einen gesunden Körper mit einer gesunden Seele anstreben, gewiß ein nützlicher Wegweiser.

FREDE LADEFOGED

Erster Teil
Die medizinische Haar-Mineralanalyse

Einleitung

Die ständige, tägliche Umweltverschmutzung durch feste, flüssige und gasförmige Industrieabfälle und Schadstoffe wie Autoabgase oder anderen »Zivilisationsmüll« führt zu einer immer größer werdenden Konzentration giftiger Schwermetalle in Boden, Wasser und Luft. Das schlägt sich natürlich auch in unseren Nahrungsmitteln nieder. Vor allem in Industriegebieten wachsendes Gemüse, Obst oder Getreide ist schwer belastet. Außerdem werden Lebensmittel ebenso wie Kosmetika durch vielerlei Zugaben für viele Konsumenten unverträglich.

Jeder Mensch ist auf sich selbst angewiesen, wenn es darum geht, etwas für die eigene Gesundheit zu tun oder gegen bereits eingetretene Krankheitssymptome zu kämpfen.

Gesundheit ist unser höchstes Gut – Voraussetzung für Arbeits- und Lebensfreude. Es lohnt sich, sie zu wahren oder bei Krankheit so schnell wie möglich wiederherzustellen.

Wir erreichen jetzt ein höheres Lebensalter, und wir können uns mehr leisten. Jedoch sind Streß, Hektik und größere Umweltbelastungen ungeliebte Begleiterscheinungen unserer hochtechnisierten Zeit. Wer aktiv im Leben steht, bleibt nicht verschont.

Bestimmt haben Sie an sich selbst schon Symptome beobachtet, die nur dann auftreten, wenn der alltägliche Streß überhandnimmt. Man spricht nicht gerne über solche Symptome, spielt sie oft herunter, als müsse man sich schämen, Schwäche zu zeigen.

Mit solchen Anzeichen verfügt der Mensch aber über ein regelrechtes Frühwarnsystem, und wer rechtzeitig darauf reagiert, kann seinen gestörten Organismus wieder ins Lot bringen und damit oft ernsthafte Erkrankungen vermeiden.

Das erfordert keine wissenschaftliche Ausbildung. Man muß sich nur rechtzeitig zu schützen und wirkungsvoll zu helfen wissen und die wichtigsten Vorgänge im menschlichen Organismus kennen. Dazu gehört vor allem die Rolle der Mineralstoffe, Vitamine und Spurenelemente. Die medizinische Haar-Mineralanalyse hilft Ihnen dabei!

Jeden Tag stoßen Forscher in aller Welt auf neue Krankheiten und Krankheitserscheinungen, die uns durch giftige Schwermetalle wie Blei, Nickel, Cadmium, Quecksilber und andere zugefügt werden und die mit Kopfschmerzen, Müdigkeit, Erschöpfung, Stimmungsschwankungen, Depressionen und Schlafstörungen einhergehen.

Wenn wir in geselliger Runde das Glas erheben und uns zuprosten, sagen wir oftmals: »Auf deine Gesundheit!« Wieso eigentlich? Ist körperliches Wohlbefinden keine Selbstverständlichkeit mehr?

Zahlreiche technische Apparate und Verfahren haben in die Medizin Eingang gefunden, und die chemische Industrie liefert uns Berge von Pillen, Tropfen und Salben. Der einzelne wird vollkommen verunsichert und in seiner Hilflosigkeit den Meinungsmachern ausgeliefert.

In weiten Teilen Europas gibt es heute ein monopolisiertes Gesundheitswesen, aber leider keine umfassende Gesundheitsvorsorge; Pharmaindustrie und Medizin können an gesunden Menschen nur wenig verdienen!

Viele Menschen kennen Sterne, unsere Erde und die Planeten, den Mond, die Tiere, Pflanzen und Steine, doch nicht die Elemente, von denen ihre Gesundheit abhängt: Vitamine, Mineralien und Spurenelemente als Nährstoffe, die, obgleich nur in kleinen Mengen erforderlich, unentbehrlich für die Aufrechterhaltung der Lebensvorgänge sind.

Wir können unser Leben und unseren Lebensraum mit einem See vergleichen. Seine Funktionsfähigkeit wird bestimmt von der guten Wasserqualität, den Lebewesen der Tier- und Pflanzenwelt, dem Sauerstoffgehalt, dem Stickstoffgehalt und von vielen weiteren Einzelelementen. Leitet man in diesen ökologisch gesunden See Schadstoffe ein – etwa in Form von Abwässern –, so wird der See logischerweise schmutzig und trübe. Er wird seinen Abwehrmechanismus zur Vernichtung der Schadstoffe einsetzen. Übersteigt deren Konzentration jedoch das noch zu verkraftende Maß, so stirbt der See.

Beim Menschen ist das nicht anders!

Frede Ladefoged: So erging es mir selbst

Ich möchte Ihnen kurz schildern, wie es mir ganz persönlich ergangen ist. Tausende von Menschen befinden sich in einer ähnlichen Situation und könnten ebenfalls von einer richtig interpretierten Haaranalyse profitieren.

Ich stand gesundheitlich vor dem Abgrund

Bereits mit fünfunddreißig Jahren litt ich unter ernsthaften gesundheitlichen Problemen. Es begann damit, daß ich langsam meinen Geruchs- und Geschmackssinn verlor. Die Leute fragten mich oft, warum ich soviel Salz und Pfeffer auf mein Essen streute. Aber es schmeckte alles so fade für mich. Ich schwitzte viel und war ohne ersichtlichen Grund oft sehr nervös. Ich litt unter Streß und ermüdete rasch. Dazu kamen immer stärker werdende Rückenschmerzen und zunehmende Schwierigkeiten beim Wasserlassen. Immer öfter griff ich zu Alkohol, um diesen Plagen wenigstens am Feierabend entfliehen zu können.

So wurde ich zu einem Dauerkunden bei meinem Arzt und meinem Chiropraktiker. Der Arzt meinte, ich arbeite zuviel und gehöre halt zum nervösen Menschentyp. Der Chiropraktiker erklärte mir, meine Bandscheiben seien abgearbeitet, ich sollte mich schonen und weniger anstrengen. Ich verbrachte viele Stunden bei verschiedenen Therapeuten, um mit Massagen und sonstigen Verfahren meine Schmerzen lindern zu lassen.

Jeweils im Frühling und im Herbst gesellten sich zu meinen an sich schon beträchtlichen Schwierigkeiten auch noch starke Kopfschmerzen. Ich konnte mich schlecht konzentrieren, und auch mein Erinnerungsvermögen war sehr beeinträchtigt.

Derart unerfreulich vergingen viele Jahre. Ich fühlte mich nie richtig wohl, so daß mein wehleidiges Herumkränkeln von meiner Familie schon fast nicht mehr ertragen wurde. Meine Frau, eine ausgebildete Ernährungsberaterin, versorgte unsere Familie so, daß eigentlich von der Ernährung her nichts hätte fehlen dürfen. Ich nahm sogar zusätzlich Multivitamin- und Mineralstofftabletten ein.

Der Oberarzt lachte nur

Mit siebenundvierzig Jahren war ich ein gesundheitliches Wrack. Ich konnte nicht mehr so weitermachen und war nahe daran, alles aufzugeben. Untersuchung folgte auf Untersuchung, Operation auf Operation. Ich mußte mich einer Blasenoperation unterziehen, da der Muskel, der die Öffnung der Blase zum Harnleiter regulieren sollte, seinen Dienst versagte. Kurz danach standen mir zwei weitere Operationen bevor: eine Prostataoperation und eine Bandscheibenoperation. Das war zuviel!

Eher war ich bereit, den Rest meines Lebens in einem Rollstuhl zu verbringen, als mich ständig operieren zu lassen. Ich fragte den behandelnden Arzt, ob es denn nicht möglich sei, herauszufinden, was meinem Körper wirklich fehlte, anstatt ihn ständig zu operieren. Aber der Oberarzt lachte nur.

Die neue Methode aus den USA

Eine Bekannte brachte mir schließlich eine Neuigkeit: Sie hatte in einer Zeitschrift gelesen, daß in der Raumfahrtforschung ein neues Verfahren mitentwickelt worden sei, mit dem man auch Haare analysieren könne, um zu sehen, wie die Konzentration bestimmter Stoffe im Körper beschaffen ist. Ich sah einen Funken Hoffnung, setzte mich sofort mit einem Forschungslabor in den USA in Verbindung und ließ eine Haaranalyse durchführen. Was dabei herauskam, können Sie selbst auf der folgenden Abbildung sehen.

Der Analysebefund: Ich war vergiftet!

Die Analyse brachte einen Mangel an Magnesium zutage – die Folge von übermäßigem Alkohol- und Süßigkeitengenuß sowie von Streß.

Der hohe Salzverbrauch zeigte sich in einem hohen Natriumwert. Ich schwitzte viel, dadurch verlor mein Körper zuviel Kalium, was die konstante Müdigkeit bewirkte.

Wie Sie aus der Graphik ersehen können, waren auch die Phosphor- und Selenwerte extrem hoch, und es bestand ein erheblicher Mangel an Zink, der, wie ich jetzt weiß, alle meine urologischen Probleme verursachte.

Aber nicht nur die als Nährstoffe wichtigen Mineralien waren völlig aus dem Gleichgewicht geraten; ich war noch dazu mit fast allen Schwermetallen vergiftet.

»Kein Körper kann mit einer solchen Mineralienbalance leben«, meinte der amerikanische Arzt.

»Kann man denn nichts dagegen tun?« fragte ich ihn.

»Doch«, sagte er, »Sie müssen nur Ihre Ernährung und die Umweltverschmutzung beachten und mit täglicher gezielter Nahrungsergänzung Ihrem Körper helfen.«

Er erklärte mir, daß dies mit einer *individuell* abgestimmten, gezielten Zusammensetzung bestimmter Mineralien, Vitamine und Aminosäuren möglich sei. Multivitamin- oder Multimineraltabletten würden da nichts helfen. Die Gaben müßten genau auf meine Person abgestimmt sein.

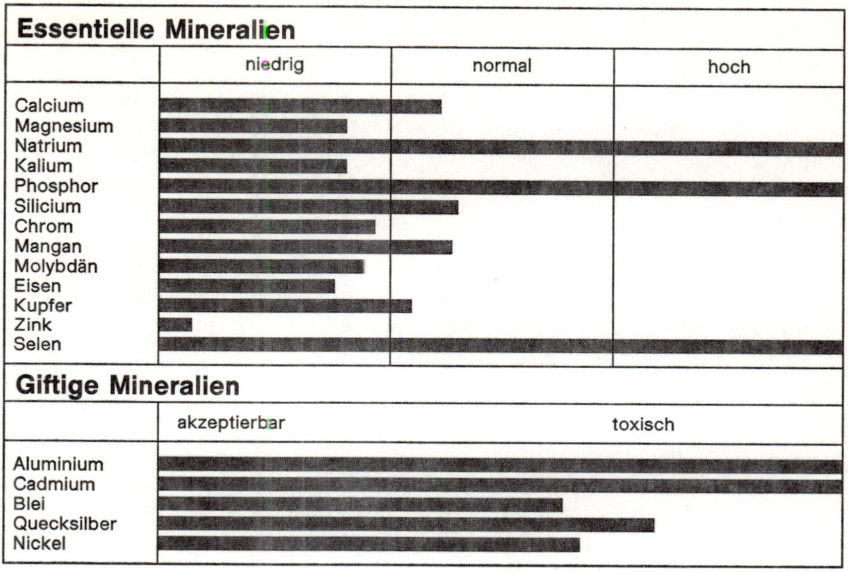

Meine Analyse zeigte erhebliche Mängel und Schwermetallvergiftungen

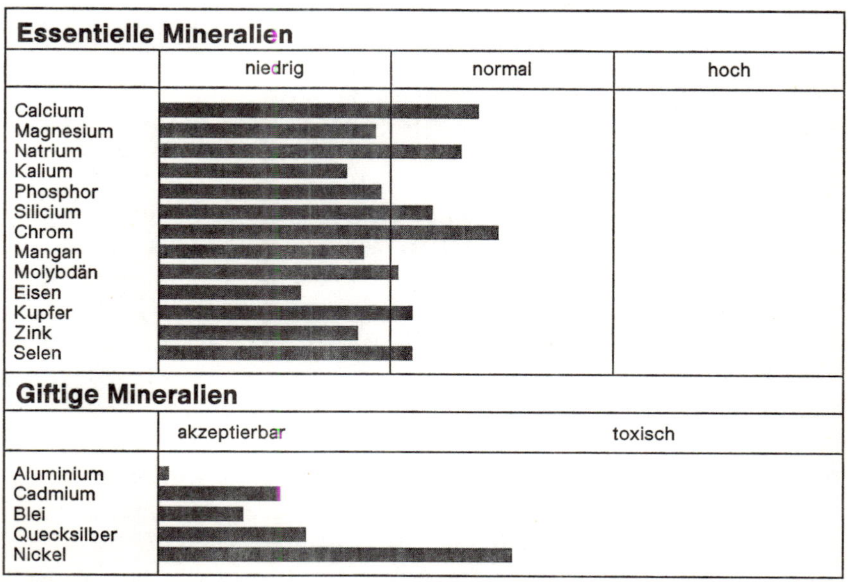

Die Analyse nach der Behandlung

Ich nahm alles ein, was dieser Arzt mir zusammenstellte, und nach knapp vier Monaten war ich ein völlig anderer Mensch. Es ging mir erheblich besser! Mein Geschmackssinn war zurückgekehrt, und ich konnte ohne Rückenschmerzen spazierengehen. Ich schlief wieder die ganze Nacht durch und konnte am Morgen problemlos Wasser lassen. Für mich war es wie ein Wunder.

Auf, nach Amerika!

Ich war von der Methode so sehr beeindruckt, daß ich beschloß, mir mehr Wissen über die Haaranalyse anzueignen. Ich verbrachte lange Zeit in den USA mit Forschern, Professoren und Ärzten, analysierte schließlich selbst Tausende von Haarproben, stellte Rezepturen zusammen, entwickelte Computerprogramme und kehrte dann zurück in die Schweiz, wo sich bald Leute einfanden, die offensichtlich – genau wie ich früher – unter einem gestörten Mineralienhaushalt litten.

Nachfolgend möchte ich Ihnen einige Beispiele in aller Kürze schildern. Es sind Fälle, wie sie sich täglich ereignen und von denen man in ähnlicher Weise überall hören kann.

Weitere dokumentierte Fälle:

Fall Nr. 1:

Frau A. S. aus Luzern litt seit Jahren unter unkontrollierbaren Gemütsschwankungen mit Müdigkeit, Ängstlichkeit, Depressionen, Kopfschmerzen und Durchfall. Der Hausarzt empfahl ihr, eine Haar-Mineralanalyse durchführen zu lassen.
Diese Analyse zeigte deutlich eine Schwermetallvergiftung, verursacht durch extrem hohe Blei- und Nickelwerte. Aufgrund dieser Analyse wurde eine Zellreinigungskur mit täglicher Vitamin- und Mineralienzufuhr vorgenommen. Es dauerte nur einige Wochen, bis Frau S. eine deutliche Besserung verspürte. Heute fühlt sie sich nach ihren eigenen Angaben »sehr, sehr wohl«.

Fall Nr. 2:

Herr H. H. ist ein international tätiger Geschäftsmann im Alter von 65 Jahren. Er litt längere Zeit an Herzbeschwerden und mußte sich deswegen auch schon operieren lassen. Dazu quälten ihn noch Geschmacksverlust, ständige Müdigkeit, Zahnfleischentzündungen und Prostataprobleme.

Seine Haaranalyse brachte folgendes ans Licht: Herr H. litt unter einem extremen Zinkmangel gekoppelt mit einer regelrechten Quecksilbervergiftung. Auch ein Mangel an Magnesium, Mangan und Eisen wurde sichtbar. Da sich Herr H. ständig auf Reisen befand, konnte man ihm keine zu engen Ernährungsvorschriften machen. Er nahm jedoch kontinuierlich ein eigens für ihn zusammengesetztes Mineralstoffpräparat ein und hielt sich genauestens an die ärztlichen Empfehlungen. Bereits nach einem Monat fühlte er sich erheblich besser.

Fall Nr. 3:

Peter ist ein vierzehnjähriger Schüler aus Zürich, der längere Zeit unter Hyperaktivität, starken Gemütsveränderungen und Lernschwierigkeiten litt. Dazu war er oft ängstlich, müde und apathisch. Er aß sehr viel Schokolade, bis zu zwei Tafeln am Tag, und verpflegte sich sonst gerne mit »Fast food«. Seine Haar-Mineralanalyse deutete auf eine ernste Verdauungsstörung hin, die meist dann gegeben ist, wenn mehr als drei Mineralien unter dem Minimalwert liegen. Bei Peter lagen gleich fünf Mineralien unter dem Minimalwert, nämlich Magnesium, Calcium, Silicium, Chrom und Mangan.
Parallel dazu brachte die Analyse auch eine hohe Belastung mit Aluminium und Blei zutage. Peters Ernährung wurde, in Zusammenarbeit mit seinen Eltern, gründlich umgestellt. Er durfte nur noch wenig Süßigkeiten essen und mußte am Morgen ein reichhaltiges Frühstück zu sich nehmen. Die geliebten Hamburger wurden gestrichen. Zusätzlich nahm er gewisse Mineralien und Vitamine ein. Es dauerte nicht lange, bis es ihm erheblich besserging und auch seine Schulleistungen einen Aufwärtstrend zeigten.

Fall Nr. 4:

Nach HMA (Haar-Mineralanalyse) aufgrund von:
- Diagnose einer Osteoporose
- Herzrhythmusstörungen

hat sich dank der gezielten Zufuhr von Vitaminen und Mineralstoffen folgendes gebessert:
- »Herzrhythmusstörungen wurden schwächer und treten nur noch in längeren Abständen auf; die Osteoporose hält sich in einem normalen Rahmen.«

Fall Nr. 5:

Nach HMA aufgrund von:
- O Abgespanntheit, Müdigkeit, Unlust, Nervosität, Gereiztheit, depressiven Stimmungen

hat sich dank der gezielten Zufuhr von Vitaminen und Mineralstoffen folgendes gebessert:
- O »Positivere Einstellung, mehr Aktivität, mehr Gelassenheit.«

Fall Nr. 6:

Nach HMA aufgrund von:
- O Menstruationsstörungen (ständige Blutungen), Gebärmutterkrebs, Operation Gebärmutter und Eierstöcke

hat sich dank der gezielten Zufuhr von Vitaminen und Mineralstoffen folgendes gebessert:
- O »Ich fühlte mich nicht mehr so müde und nervös.«

Fall Nr. 7:

Nach HMA aufgrund von:
- O »Ab Vierzig habe ich mich plötzlich nicht mehr wohl gefühlt. Immer hatte ich was, vor allem Verschleimungen im Hals, Muskelschmerzen im Rücken, Schlafstörungen, Einschlafen der Hände und so weiter.«

hat sich dank der gezielten Zufuhr von Vitaminen und Mineralstoffen folgendes gebessert:
- O »Mit der ersten Analyse hatte ich auch unsere Ernährung auf Vollwertkost (und so gut wie kein Fleisch mehr) umgestellt. Wir fühlen uns wohl und stark!«

Fall Nr. 8:

Nach HMA aufgrund von:
- O »Angeblich Lungentumor (Fehldiagnose), Bestrahlung, Chemotherapie. Ständig müde, Angina pectoris, Vermutung Mineralmangel, da Entwässerungsmittel genommen werden mußten. Analyse von mir ausgegangen.«

hat sich dank der gezielten Zufuhr von Vitaminen und Mineralstoffen folgendes gebessert:
- O »Haut: bessere Durchblutung, allgemein einfach besser.«

Fall Nr. 9:

Nach HMA aufgrund von:
- O Allergien, Hautschäden (Ablösen der Haut an Fingern und Zehen, Risse an Daumen und Ferse)

hat sich dank der gezielten Zufuhr von Vitaminen und Mineralstoffen folgendes gebessert:
- O »Umstellung auf Vollwertkost (etwa 75 Prozent) und homöopathische Medikamente, keine Hautschäden mehr, bessere Verdauung, höhere Leistungsfähigkeit.«

Fall Nr. 10:

Nach HMA aufgrund von:
- O Schlafstörungen, Gallenblasenbeschwerden, Klimakteriumbeschwerden

hat sich dank der gezielten Zufuhr von Vitaminen und Mineralstoffen folgendes gebessert:
- O »Mehr Energie.«

Fall Nr. 11:

Nach HMA aufgrund von:
- O hyperaktives Kind, Teilleistungsschwächen in der Schule

hat sich dank der gezielten Zufuhr von Vitaminen und Mineralstoffen folgendes gebessert:
- O »Befinden hat sich durch die phosphatreduzierte Ernährung stark verbessert; unter der Einnahme von Vitaminen und Mineralstoffen stabilisierte sich der Zustand; weniger bis kein Asthma mehr, evtl. besteht eine Pollenallergie.«

Alle Betroffenen waren sich einig:

Wir spüren nach der Umstellung der Ernährung und in der Folge der gezielten Mineralstoff- und Vitaminverabreichung eine deutliche Verbesserung. Weiterhin gilt es, nicht nur gesundheitliche Defekte zu »reparieren«, sondern sie durch Vorbeugung zu verhindern!

Nur so können wir unsere Gesundheit erhalten, nur so unsere Leistungsfähigkeit und die Aktivität einzelner Organe und Organsysteme steigern, die nachlassende Vitalität neu aktivieren!

Zweiter Teil
Die Mineralstoffe

Allgemeines über Mineralstoffe

Mineralstoffe sind essentiell, also lebensnotwendig. Sie werden dem Körper über die Nahrung zugeführt. Die Mineralstoffe werden in zwei Gruppen eingeteilt, wobei man von der vom Organismus benötigten Menge ausgeht:

1. Die *Mengenelemente* Natrium, Kalium, Calcium, Chlorid, Phosphor und Magnesium, die in relativ großen Mengen (mehrere hundert Milligramm bis über ein Gramm) gebraucht werden.
2. Die *Spurenelemente,* die nur in Spuren erforderlich sind.

In der Nahrung liegen die Mineralstoffe nicht in elementarer Form, sondern ausschließlich als chemische Verbindungen vor, die dann im Verdauungstrakt gespalten werden.

Welche Aufgaben erfüllen nun diese Mineralstoffe?

Im Stoffwechsel nehmen sie vielfältige Funktionen und Aufgaben wahr, wie:

1. Aufbau von Knochen und Zähnen
2. Regulation des Säure-Basen-Gleichgewichts
3. Regulation des Wasserhaushalts
4. Reizleitung in den Nerven
5. als Bestandteil von Enzymen und zur Aktivierung derselben
6. als Bestandteil von Hormonen.

Eine Regulation des Mineralstoffwechsels erfolgt durch Ausscheidung über die Nieren und die Haut, so daß Überdosierungen normalerweise vom Organismus sehr schnell ausgeglichen werden können, vorausgesetzt, die Nieren arbeiten störungsfrei.

Der Tagesbedarf unterliegt, wie bei allen anderen Nähr- und Wirkstoffen, gewissen Schwankungen und ist für jeden Menschen individuell verschieden. So erhöht sich die notwendige Zufuhr infolge von körperlicher und seelischer Belastung (Sport, Krankheiten, Schwangerschaft, falsche Ernährung, Streß, Krisen).

Alle Mineralstoffe sind wasserlöslich. Sie werden, im Gegensatz zu den Vitaminen, nicht durch Licht, Sauerstoff, Hitze oder Kälte geschädigt beziehungsweise gestört. Sie treten aber während der Zubereitung, beim Wässern, in das Wasser über.

Zu den Spurenelementen gehören Eisen, Fluor, Jod, Kupfer, Mangan, Zink, Chrom, Cobalt, Molybdän, Selen, Vanadium, Nickel und Silicium.

Welche Aufgaben erfüllen die Spurenelemente? Über die Funktionen der Spurenelemente im Körper und die Höhe der Aufnahme mit der Nahrung gibt es zum Teil noch unzureichende Kenntnisse. Bekannt ist, daß moderne Trends in der Nahrungsmittelverarbeitung einen tiefgreifenden Einfluß auf die Spurenelementversorgung des Menschen ausüben. So werden von den Konsumenten immer mehr verfeinerte und vielfältig bearbeitete, raffinierte Nahrungsmittel bevorzugt, denen der größte Teil der ursprünglich vorhandenen Spurenelemente infolge bestimmter technischer Verfahren entzogen wurde.

Durch Beseitigung der Melasse wird etwa dem Zucker das in großen Mengen vorkommende Chrom entzogen. Brot und Backwaren bestehen hauptsächlich aus stark ausgemahlenem Mehl (Weißmehl), das nur noch einen geringen Teil der im ganzen Korn vorkommenden Mineralstoffe und Spurenelemente enthält.

Aber auch Medikamentenkonsum, zu hoher Protein(Eiweiß)konsum und übermäßiger Alkoholgenuß können die Versorgung mit Spurenelementen beeinträchtigen. Die nachfolgende Auflistung verschiedener Medikamente zeigt Ihnen das Ausmaß und den Einfluß auf den Nährstoffstoffwechsel.

Einfluß von Medikamenten auf Mineralstoffe und Vitamine

Antacida (Mittel gegen vermehrte Magensäure)	verminderte Resorption der fettlöslichen Vitamine A, D, E, K sowie von Eisen und Phosphor.
Antibiotika (gegen Infektionen)	führen zu Biotin- und Vitamin-K-Mangel.
Antidepressiva (Psychopharmaka)	verminderte Vitamin-B_2-Wirkung.
Barbiturate (Schlaf- und Beruhigungsmittel)	verminderte Wirkung von Vitamin C und D.

Corticosteroide (Kortison)	verminderte Wirkung von Folsäure und Kalium, erhöhter Bedarf an Calcium und Vitamin C, Störung der Kollagenbildung.
Diuretika (Entwässerungsmittel)	erhöhte Ausscheidung von Zink und Kalium.
Kontrazeptiva (Ovulationshemmer, Pille)	verminderte Wirkung von Folsäure und Vitamin C, erhöhter Bedarf an Vitamin B_6 und Kalium, erhöhter Kupferspiegel, erniedrigter Mangan- und Zink-Blutspiegel.
Laxantien (Abführmittel)	führen zu Kaliummangel.
Lipidsenker (Blutfettreduzierer)	verminderte Resorption der fettlöslichen Vitamine (B_{12}), verminderte Wirkung von Eisen.
Salicylate (Mittel gegen Schmerzen, Fieber, Entzündungen)	erhöhte Ausscheidung und verminderte Wirkung von Vitamin C, erhöhter Bedarf an Vitamin K.

Mineralmangel und seine Folgen

Mineralien sind lebensnotwendig

Daß Eisenmangel zu Blutarmut führt und Fluormangel Karies verursacht, ist allgemein bekannt. Doch wußten Sie auch, daß viele der sogenannten Wehwehchen, die man oft allzuleicht übersieht, auf Mineralstoffmangel deuten können? Herzklopfen, Nervosität, plötzlicher Haarausfall, Pickel, Allergien, Kreislaufstörungen oder Wadenkrämpfe sind nur einige davon.

Die Mineralstoffe sorgen – neben den Vitaminen – für einen reibungslosen Ablauf der Stoffwechselfunktionen in unserem Körper. Jede Zelle unseres Körpers, aber auch die Hormone und Enzyme, die alle wichtigen Stoffwechselvorgänge im Organismus steuern und regeln, sind auf die Hilfe der Mineralstoffe angewiesen.

Erst in den letzten Jahren haben Ärzte, Biologen und Ernährungswissenschaftler erkannt, daß Mineralstoffe und Spurenelemente eine mindestens ebenso große Bedeutung für das menschliche und tierische Leben haben wie Kohlehydrate, Fette, Eiweiße und Vitamine.

Mineralstoffe sind wichtige Lebensbausteine, die man auch als Grundbausteine bezeichnen könnte. Während Vitamine chemische Verbindungen sind, die altern, zerfallen, sich verändern können, lassen sich Mineralstoffe und Spurenelemente nicht weiter aufspalten.

Mineralien und Spurenelemente kommen im Boden und im Wasser vor. Der Mineralstoffgehalt unserer Nahrung hängt also immer mit der Beschaffenheit des Bodens zusammen, auf dem die pflanzlichen Produkte gewachsen sind.

Die Entdeckung der gezielten künstlichen Düngung mit Mineralstoffen im letzten Jahrhundert hat die Landwirtschaft revolutioniert. Ausgelaugte und karge Böden brachten wieder gute Erträge, denn nach dem Stand des Wissens (Bodenanalysen und ihre Auswertung) wurden die fehlenden Mineralstoffe durch »Kunstdünger« zugeführt. »Stand des Wissens« bedeutet jedoch, daß insbesondere eine große Anzahl von Spurenelementen dabei unbeachtet blieb, weil ihre Wichtigkeit und Unverzichtbarkeit noch nicht bekannt waren. So kam und kommt es im Boden und in der Folge bei Pflanzen, Tieren und Menschen zu Mangelerscheinungen an essentiellen Spurenelementen.

Die ungleichmäßige Verteilung dieser Elemente in verschiedenen Regionen der Welt (am deutlichsten erkennbar anhand des Spurenelements Selen) trägt dazu bei, die Situation undurchsichtig zu machen. Hinzu kommt die drastische Änderung der Lebens-, Arbeits- und Ernährungsgewohnheiten des Menschen in den letzten hundert Jahren.

Fast täglich gibt es neue Erkenntnisse über diese Lebensbausteine!

Mineralmangelerscheinungen scheinen heute viel weiter verbreitet zu sein als Vitaminmangelerscheinungen. Häufig stehen Vitaminmangel und Mineralmangel in enger Wechselbeziehung.

Bei sämtlichen Vorgängen im Körper sind Vitamine und Mineralstoffe im Spiel, deren Aufnahme, Verwertung und Ausscheidung wiederum durch Hormondrüsen wie Nebennieren, Schilddrüse und Hirnanhangsdrüse gesteuert wird.

Versagt nur ein Glied in dieser komplizierten Kette, so kann auch dann ein Mangel eintreten, wenn man sich vollwertig ernährt und dem Körper alle Mineralien zuführt.

Ein willkürliches Einnehmen von Mineralien und Vitaminen bringt Ihrem Körper gar nichts.

Unser Körper ist ein komplexes Gebilde, in dem neben Mineralien auch Enzyme und Vitamine Schlüsselrollen spielen. Man sollte daher ohne vorherige Abklärung durch medizinisch geschulte Fachleute keine Mineralien einnähmen, selbst wenn die eigenen Symptome den Mangelerscheinungen gewisser Mineralien entsprechen. Es wäre beispielsweise falsch, wenn Sie Kupfertabletten einnehmen, nur weil Sie sich müde fühlen und gleichzeitig an Kahlheit und Blutarmut leiden; neben einem Mangel an Kupfer könnte dies auch viele andere Ursachen haben.

Mineralien, Spurenelemente oder Schwermetalle stehen immer in Wechselbeziehung untereinander, das heißt, die Resorption oder Verwertung eines Minerals ist erhöht, sobald es in einem idealen Verhältnis zu dem anderen steht. Ein gestörtes Verhältnis ist die Folge eines gestörten Mineralienstoffwechsels und/oder einer unausgeglichenen Mineralienzufuhr.

Wer einfach nur einen Mineralstoff einnimmt, weil es gerade modern ist und in allen Zeitungen darüber geschrieben wird, der sollte sich vor Augen halten, daß z. B. durch unsachgemäße Einnahme von Magnesium ein Calciummangel entstehen kann oder aber eine übermäßige Zufuhr von Kupfer blutarm macht.

Doch wie erkennen Sie nun, ob Ihr Körper in ausreichender Form mit Mineralstoffen versorgt wird?

Eine medizinische Haar-Mineralanalyse zeigt Ihnen den richtigen Weg. Sie eröffnet neue diagnostische und therapeutische Möglichkeiten. Sie dient zur Feststellung einer Überbelastung durch toxische Elemente und zur Diagnose bei chronischen Störungen des Mineralstoffhaushalts.

Wie wird eine Haaranalyse durchgeführt?

Durchführung

Für die Durchführung des Haar-Mineraltests benötigt man in etwa ein Gramm Haar. Das entspricht etwa zwei Eßlöffeln oder der Menge, die auf einer Handfläche Platz hat. Die Haare sollten nicht länger als drei bis fünf Zentimeter sein und so nah wie möglich an der Kopfhaut abgeschnitten werden. Es ist besser, dies an verschiedenen Stellen des Hinterkopfes vorzunehmen. Wenn möglich, schneiden Sie die Haare mit einer Stahlschere ab.

Beachten Sie: Färben, Bleichen, Tönen (auch mit Pflanzenfarben) und eine Dauerwelle können die Haarstruktur verändern und gewisse Mineralstoffe beeinflussen! Das Labor sollte also davon benachrichtigt werden.

Ist das Haar sehr stark behandelt worden und man will die Analyse nicht hinausschieben, bis neues Haar nachgewachsen ist, so kann man sich auch mit Achsel- oder Schamhaaren behelfen. Die Mineralwerte dieser Haare sind jedoch meistens etwas niedriger, da Scham- und Achselhaare relativ langsam wachsen.

Die Haare brauchen vor Entnahme nicht gewaschen zu werden, weil sie im Labor mehrmals mit destilliertem Wasser gereinigt werden. Danach erhitzt man sie, trocknet sie und löst sie in Säure auf. Diese Lösung wird dann in modernsten Apparaturen mittels Atomabsorption und -emission analysiert. Diese Methode garantiert eine extrem hohe Genauigkeit, die dadurch noch verstärkt wird, daß die Proben oft mehrmals hintereinander analysiert und die Analysen miteinander verglichen werden.

Nach der chemischen Analyse wertet ein Computer die Analyse aus und speichert sie ab. Die reine Laborarbeit ist damit beendet.

Interpretation der Analyse

Der nächste Schritt besteht in der Interpretation der erhaltenen chemischen Resultate. Um chemische Analysen richtig interpretieren zu können, ist eine große Erfahrung notwendig, die vielen Labors fehlt.

Die Werte werden zuerst mit den Durchschnittswerten in der Bevölkerung verglichen, die man als Normalwerte annimmt. Anschließend untersucht man die Verhältnisse bestimmter Mineralien untereinander und vergleicht sie mit Erfahrungswerten, die in langjähriger Forschungsarbeit gewonnen wurden.

Spätestens bei der Interpretation zeigt sich die Qualität einer bestimmten Haar-Analysemethode.

Unser Institut »Mineralab« verfügt über reiche Erfahrung auf dem Gebiet der Haaranalysen und der Umweltforschung. Durch enge Zusammenarbeit mit Ärzten und Universitätslabors ist hier eine Analyse- und Interpretationsmethode von höchster Qualität und Zuverlässigkeit garantiert.

Die Kombination von stets neuestem Wissensstand, wissenschaftlicher Sorgfalt bei der Durchführung der Analysen und modernstem Laborgerät (ICP-MS-Anlage) macht den Haar-Mineraltest der »Mineralab« zu dem zur Zeit führenden in Europa und in den USA.

Der Mineralienausgleich

Eine Haar-Mineralanalyse erfüllt ihren Zweck natürlich nur dann, wenn nach der Analyse Maßnahmen ergriffen werden, die fehlenden Mineralien zuzuführen oder schädliche aus dem Körper auszuwaschen. Jeder Analyse liegt eine genaue Zusammenstellung bei, aus der zu ersehen ist, welche Mineralien in welcher Menge wie lange genommen werden müssen, um den Mineralhaushalt wieder in Ordnung zu bringen.

Wer diese Anordnungen befolgt, wird feststellen können, daß es ihm deutlich bessergeht und daß der Mineralienspiegel bei der nächsten Analyse wieder ausgeglichen ist.

»Mineralab« – das Umweltinstitut

Was wir machen

Wir sind ein Dienstleistungsunternehmen im Bereich der chemischen Spurenanalytik. Unsere Spezialität seit zwölf Jahren ist die Elementar- und Isotopenanalyse. Seit 1983 sind wir auf die Haar-Mineralanalyse spezialisiert. Angefangen haben wir mit 18 Elementen, heute sind 36 in der Analyse (siehe Seite 179).

Was wir analysieren

Wir analysieren praktisch alle Probenarten wie Wasser, Boden, Gestein, Luftstaub, biologische Mineralien, Metalle, Chemikalien, Keramiken, Gläser – und natürlich auch Haare. Für Proben unbekannter Zusammensetzung können wir eine Übersichtsanalyse durchführen, welche die sichere Identifikation aller, auch nur in Spuren vorhandener, Elemente erlaubt.

Unser Instrumentarium

Wir sind ausgerüstet mit einer hochmodernen ICP-MS-Anlage (Inductively Coupled Plasma Mass Spectrometer, VG Plasmaquad 2 plus), das heißt einem Quadrupolmassenspektrometer, kombiniert mit einem induktiv gekoppelten Plasma.

Unsere Analysemethoden

Unser ICP-MS bietet in der Spurenanalyse überzeugende Vorteile. Die sehr hohe Empfindlichkeit erlaubt Analysen in einem Konzentrationsbereich, der keiner anderen Labormethode zugänglich ist. Für über 60 Elemente erreichen wir Nachweisgrenzen unter 0,1 ng/ml (ppb). Dadurch sind die benötigten Probemengen sehr gering, da die absoluten Nachweisgrenzen im Bereich von einigen Nanogramm liegen.

Unser Detektorsystem ermöglicht andererseits auch die Bestimmung von Konzentrationen bis hinauf zu 200 ppm. Der dynamische Bereich beträgt mehr als sieben Größenordnungen. Die relative Einfachheit der Spektren und die Bestimmung der einzelnen Isotope ermöglichen eine sichere Identifikation der vorhandenen Elemente.

Die Bestimmung stabiler Isotope, vieler Elemente eröffnet die Möglichkeit von nicht radioaktiven Tracer-Versuchen in der Biologie, der Medizin, der Umwelt und anderen Forschungsgebieten.

Unsere Adresse:
Mineralab AG
Böhnirainstraße 13
CH-8800 THALWIL
Telefon 0041-(0)1-720 21 01

Um Unausgeglichenheiten im Mineralienhaushalt auf die Spur zu kommen, genügt im allgemeinen eine Haaranalyse.

Mittlerweile hat man auch in Europa erkannt, welchen Vorteil eine Haaranalyse gegenüber einer Blutanalyse besitzt, die eigentlich nur eine »Momentaufnahme« darstellt. Haaranalysen gehören heute schon zum Standard vieler ärztlicher und naturheilkundlicher Praxen und haben Einzug in wissenschaftliche Studien und Veröffentlichungen gehalten.

Vertrauen auch Sie lieber wirklich kompetenten Experten. Nur Ärzte oder medizinisch geschulte Fachleute können die Umwelt- und Haaranalysen richtig interpretieren. Verfallen Sie nicht der Versuchung, irgendeine billige Analyse zu machen, nur um Geld zu sparen. Vertrauen Sie deshalb einem Labor, das seine fachliche Kompetenz schon bewiesen hat, führend im Umweltsektor ist und auf aktuellstem Wissensstand mit modernstem Laborgerät wissenschaftlich arbeitet.

Sie möchten nicht nur wissen, was Ihrem Körper fehlt oder was er zuviel hat. Sie möchten auch etwas für Ihre Gesundheit tun. Für

Sie ist es wichtig, nicht irgendein Mineralstoffpräparat zu schlucken, in der Hoffnung, es werde schon etwas bewirken, sondern Sie wollen ein individuell auf Sie zugeschnittenes Mittel.

Damit Sie sehen können, welchen Stellenwert der einzelne Mensch mit seinen ureigensten Bedürfnissen bei uns hat, bieten wir Ihnen individuell gemischte Mineralien und Spurenelemente an.

Jeder Körper ist verschieden, darauf nehmen wir Rücksicht. Qualität ist, wie bei allem, was wir machen, unser oberstes Gebot. Individualität ist unsere Stärke.

Fragebogen: Mineralmangel

Leiden Sie unter:	Ja	Nein
häufiger Erkältung		
Stimmungsschwankungen und Depressionen		
Müdigkeit, Erschöpfung		
Nervosität, innerer Unruhe		
Konzentrationsmangel		
Kopfschmerz (ringförmig, einseitig, im Nacken)		
hohem Blutdruck		
niedrigem Blutdruck		
Schwindel, Benommenheit		
Haarausfall		
plötzlichem Grauwerden der Haare		
plötzlicher Kräuselung der Haare		
fettigem Haar/fettiger Kopfhaut		
trockenem Haar/trockener Kopfhaut		
brüchigem Haar, Spliß		
Faltenbildung und Erschlaffung des Bindegewebes		
Jucken der Haut, trockener Haut, fettiger Haut		
roten Flecken im Gesicht		
Verstopfung oder Durchfall		
Krämpfen im Bauchbereich		
Hämorrhoiden		
Asthma oder Atembeschwerden		
Mundgeruch oder fadem Geschmack		
Übergewicht, Untergewicht		
Allergien		
Akne oder chronischen Ekzemen		
Muskelverspannungen/Krämpfen		
Schulter-Arm-Schmerzen		
Irritationsgefühlen in Armen/Beinen (Ameisenlaufen)		
Durchblutungsstörungen (Arterien/Venen)		

Wenn Sie mehr als drei Fragen mit einem Ja beantworten müssen, so raten wir Ihnen, das Kapitel über die Mineralien besonders aufmerksam zu lesen.

Mineralien im Überblick

Ag	**Argentum (Silber)**
Normaler Tagesbedarf:	unbekannt
Therapeutische Dosis:	unbekannt
Körperfunktionen:	wirkt adstringierend, bakterizid, desinfizierend, granulationsfördernd und ätzend
Überschüsse durch:	Credéne-Prophylaxe, Augentropfen und Umweltgifte, Katalysator

Silber, ein altbekanntes Heilmittel

Silber ist ein gut legierbares Edelmetall und wird zum Beispiel als Silberamalgam in Zahnfüllungen verwendet. (Ag, Sn, Hg). Es kommt auch als Ag foliatum (Blattsilber, Foliensilber) oder als Ag nitricum (Silbernitrat) vor.

Man verwendet es auch in Form leichtlöslicher Kristalle oder gegossener Stifte (Höllenstein). Silber bewirkt – in geringer Konzentration – adstringierend sowie durch die Reaktion der Ag-Ionen mit Bakterieneiweiß bakterientötend. In hoher Konzentration wirkt es jedoch ätzend, wie im Höllenstein.

Silber wird in der Medizin auch als Klipp (Silberdrahtklammer zum Abklemmen von Gehirngefäßen) und als Platte zur Heidenhain-Plastik (Schädelplatte) eingesetzt.

Als Silberfolie wird sterils, dünn gewalztes Silber zur Wundbehandlung eingesetzt (etwa bei Verbrennungen), da es granulationsfördernd wirkt und übermäßige Flüssigkeitsverluste vermeidet. Außerdem wird es medizinisch zur histologischen Schwarzfärbung von Zellen und Bindegewebsfasern und zur DNS-Färbung (Gentechnologie) verwendet.

Eine Überdosierung äußert sich in der Krankheit Argyrosis conjunctivalis, einer nicht rückbildungsfähigen Bindehaut- und auch Hornhautpigmentierung durch Silbereinlagerung, die meist auf silberhaltige Augentropfen zurückzuführen ist.

In der Homöopathie wird Silber als *Argentum nitricum* (Höllenstein) oder *Silbernitrat* verabreicht, und zwar in den Verdünnungen D12 bis D30 und höher.

Hier ist Silber ein Konstitutionsmittel, das eingesetzt wird bei: Aphonie, Vertigo, Lumbago, multipler Sklerose, Ösophagusspasmus, Magenatonie, atonischer Obstipation, Inappetenz, Enterocolitis, Colitis, Dyskeratosen, Alopezie, Analfissuren, trockenen, rissigen Ekzemen, Lupus, Bindehautentzündung, chronischem Schnupfen, chronischer Bronchitis.

Die Leitsymptome sind:
1. Nervöse Symptome, allgemeine Schwäche, Ataxie, Zittern, hastiges Wesen und Ängste
2. Schwindel mit Herzklopfen, Unruhe und Angst
3. Vergrößerungsgefühle bestimmter Teile des Körpers
4. Schleimhautgeschwüre, Splitterschmerzen in entzündeten Schleimhäuten
5. Verlangen nach Zucker und Süßigkeiten
6. Magenschmerzen, die nach allen Seiten ausstrahlen.

Silberwerte im Haar spiegeln gut Gewebewerte wider.

Al	**Aluminium**
Körperfunktionen:	keine
Gestörte Funktionen:	Darmfunktionen und Knochenbildung
Vergiftungssymptome:	Appetitverlust, Energieverlust, Altersdemenz, Senilität, Verhaltensveränderung, Sprachstörungen, Darmkoliken, Rachitis, Krämpfe und Verdauungsprobleme
Ernährungsmaßnahmen (Therapie):	Calcium, Magnesium, Vitamin C, Vitamin B_6 schwefelhaltige Aminosäuren (bei hohen Phosphorwerten Proteinzufuhr drosseln)

Quellen:	Kochgeschirr aus Aluminium, Deodorant, Aluminiumfolie, Schmelzkäse und aluminiumreiches Wasser

Aluminium – nicht nur ein Werkstoff

Aluminium ist in pflanzlichen und tierischen Geweben jeweils in geringen Mengen vorhanden. Es wird aber nicht als lebensnotwendig betrachtet. Lange glaubte man, daß Aluminium in großen Mengen unschädlich sei. Versuche zeigten allerdings, daß eine erhöhte Aluminiumzufuhr die Gefahr einer Natriumfluoridvergiftung wesentlich erhöht.

Sehr hohe Aluminiumwerte können Hirnschäden und auch epileptische Anfälle auslösen. Anhand von Laborversuchen wurde festgestellt, daß Vergiftungserscheinungen auftreten, sobald cerebrale Gewebe (Hirngewebe) mit Aluminiumsalzen in Kontakt kommen.

Aluminium, das häufigste Metall der Erde, ist am Aufbau der Erdkruste zu etwa acht Prozent beteiligt. Es kommt also auch ohne industrielle Aufarbeitung praktisch überall vor.

Während der nichtresorbierte Anteil über den Mund zugeführter Aluminiumverbindungen im Stuhl wieder erscheint, spielt die Niere die wichtigste Rolle bei der Ausscheidung des resorbierten Erdmetalls. Bei fortgeschrittener Niereninsuffizienz (Nierenschwäche) wurde eine erniedrigte Aluminiumausscheidung festgestellt.

Der sehr unterschiedliche Aluminiumgehalt des Erdbodens erklärt, daß auch im Grund- und Leitungswasser extrem unterschiedliche Aluminiumkonzentrationen gefunden wurden. So konnten in eng umschriebenen Gegenden Schottlands und Mittelenglands im Wasser Aluminiumkonzentrationen von über 1000 mg/l nachgewiesen werden. Der Aluminiumgehalt des Leitungswassers wird jedoch nicht nur durch die Konzentration im Grundwasser vorgegeben, sondern häufig zusätzlich gesteigert, indem Wasserwerke dem Wasser Aluminiumsulfat zur Ausfällung trübender, organischer Bestandteile zusetzen. Als Folge dieser Einflüsse kann sich eine erhebliche Schwankung der Aluminiumkonzentrationen im Leitungswasser innerhalb von Stunden ergeben.

Pflanzliche und tierische Nahrungsmittel können ebenfalls sehr unterschiedliche Aluminiumkonzentrationen enthalten. Die Ursache hierfür ist – neben dem Gehalt der Rohprodukte – häufig eine Aluminiumzufuhr durch Verarbeitung und Lagerung. Daher ist, neben der Zugabe aluminiumhaltiger Verbindungen zur Klärung von Wasser, unter anderem die Lebensmittellagerung in Aluminiumfässern für die extrem hohen Konzentrationen des Erdmetalls in manchen Getränken, insbesondere in Weinen und zuckerhaltigen Dosengetränken, verantwortlich. Gewisse Mengen können auch beim Kochen in Aluminiumtöpfen oder beim Grillen oder Braten in Aluminiumfolie auf die Nahrungsmittel übergehen.

Im medizinischen Bereich spielen aluminiumhaltige Lokaltherapeutika wie Alaun und essigsaure Tonerde nur noch eine unbedeutende Rolle. Dagegen werden aluminiumbeschichtete Verbandsmaterialien zunehmend bei großflächigen Wunden eingesetzt. Unter den Medikamenten, die Aluminium enthalten, sind auch einige Mittel gegen Durchfall.

Aluminium sammelt sich vor allem im Gehirn, in den Knochen, in der Muskulatur, den Nieren, der Schilddrüse und der Lunge an. Hier findet man dann die Symptome einer chronischen Vergiftung.

Calcium fördert die Ausscheidung und hilft dadurch, Aluminium aus unserem Körper zu verdrängen, genauso wie die Vitamine B_6 und C. Eine übermäßige Zufuhr von Eiweiß kann die Aufnahme von Aluminium über den Darm erhöhen.

Haargewebe wird allgemein als ein zuverlässiges Testgewebe betrachtet. Lediglich bei Arbeitern der Metallindustrie kann es vorkommen, daß durch äußere Beeinflussung die Testresultate verfälscht sind. Sobald hier höhere Aluminiumwerte vorgefunden werden und eine Umweltbeeinflussung vermutet wird, sollte die Haaranalyse an Schamhaaren vorgenommen werden.

Homöopathisch wird Aluminium als *Tonerde* oder als *Aluminiumoxid* in der Verdünnung D4 bis D30 verabreicht.

Man setzt es ein bei: Aphonie, Vertigo, Lumbago, multipler Sklerose, Ösophagusspasmus, Magenatonie, atonischer Obstipation, Inappetenz, Enterocolitis, Koliken, Ichtyosis, Dyskeratosen, Alopezie, Analfissuren, trockenen, rissigen Ekzemen, Lupus, Conjunctivitis, Blepharitis, chronischer Rhinitis und Laryngitis, chronischer Bronchitis.

Die Leitsymptome sind:

1. Langsame Wirkung nur für chronische Prozesse
2. trockene Schleimhaut und Schleimhautkatarrh
3. trockene, rissige Haut, trockene Ausschläge

4. lähmungsartige Schwäche der willkürlichen und unwillkürlichen Muskulatur
5. Erschöpfung nach geringster Anstrengung mit motorischer Unruhe
6. absolute Unverträglichkeit von Alkohol
7. Mangel an Eigenwärme, Frösteln.

As	**Arsen**
Giftiger Mineralstoff:	Zellgift
Körperfunktionen:	fraglich (wachstumsfördernd bei Tieren, Möglichkeit der Energieumwandlung, da verwandt mit Phosphor)
Vergiftungssymptome:	Müdigkeit, verminderte Schmerzempfindung, schlechter Haarwuchs, Pigmentierung der Haut, Magenschleimhautentzündung, Stoffwechselhemmung
Schützende Faktoren (Therapie):	Jod, Selen, Schwefel, Aminosäuren, Vitamin C, Vitamin E
Quellen:	Kohleverbrennung, Insektizide, Pestizide, Pflanzenschutzmittel, Metallverarbeitung, Glasherstellung, alte Tapeten

Arsen – das Gift der Kriminalromane

Arsen kommt als Spurenelement in allen Lebewesen, in der Erdkruste, im Wasser und in der Luft vor. Es wird langfristig von den Gewebeproteinen gebunden, und zwar in Haut, Haaren und Nägeln, lagert sich jedoch auch in den Nieren und in der Leber ab. Arsen wird nur langsam über Harn, Stuhl, Schweiß und über die Atemluft (Knoblauchgeruch) ausgeschieden.

Es ist in jeder Form giftig und wirkt vor allem als Kapillar- und Enzymgift. Eine Vergiftung über die Atemluft oder den Verdauungstrakt zeigt sich als choleraähnlicher Durchfall oder Verwirrtheit sowie in Krämpfen, Kreislaufstörungen (bis zum tödlichen Kreislaufversagen) und später in Leber- und Nierenschäden. Die chronische, meist gewerbliche Vergiftung führt zu »Arsenschäden«, die sich in Form von Arsenausschlag (ekzematös, pustulös, geschwürig) um Mund und Nase, in Hautfalten und Schleimhäuten äußern. Patienten mit Arsenvergiftung leiden zusätzlich unter Haarausfall, Bindehautentzündung und Polyneuropathie (sensomotorische Ausfälle).

Das Element Arsen wird in der Industrie vor allem zum Härten von Bleilegierungen verwendet. Organische Arsenverbindungen setzt man in der Medizin Heilmitteln zu, weil sie nur geringe Giftigkeit haben und über die Nieren schnell wieder ausgeschieden werden. Anorganisches Arsen hingegen lagert sich im Körper ab und ist hochgiftig! Es ist unter anderem in Industrieabgasen, Insektensprays und im Smognebel vertreten.

Arsen kann Krebs erzeugen, und zwar in den Epithelien der Bronchien, der Leber und der Haut.

Homöopathisch wird Arsen als *Arsenicum album* (Arsentrioxid) oder als *Arsenicum jodatum* verwendet. Die gebräuchlichsten Verdünnungen sind D4 bis D15 und höher.

Arsenicum hat eine Beziehung zum zentralen Nervensystem, vegetativen Nervensystem, zu den peripheren Nerven, endokrinen Drüsen, besonders Schilddrüse, Nieren, Haut und Magen-Darm-Kanal.

Die Indikationen sind: Kachexie, Basedow, akute Gastroenteritis, Brechdurchfall, Dysenterie, Neuralgien, Dermatosen, Dermatiden, Ekzeme, Lichen ruber planus, Psoriasis, Endo-, Peri- und Myocarditis, Nephritis und fettige Degenerationen in allen Organen.

Arsenerkrankungen sind in der Bundesrepublik Deutschland melde- und entschädigungspflichtige Erkrankungen, die im Rahmen der Unfallversicherung den Arbeitsunfällen gleichgestellt werden.

Die Haaranalyse wird als zuverlässiger Test zur Feststellung einer Arsenvergiftung angesehen, der bekanntlich auch in der Gerichtsmedizin eine wichtige Rolle spielt.

Au	**Aurum (Gold)**
Normaler Tagesbedarf:	unbekannt
Therapeutische Dosis:	5–50 mg

Funktionen:	Dämpfung von Immunreaktionen
Therapeutische Anwendung bei:	Polyarthritis, Arthritis psoriatica
Überschüsse durch:	zu hohe Goldzufuhr, Medikamente

Gold, nicht nur ein Edelmetall

Gold ist ein chemisch sehr widerstandsfähiges Edelmetall und ein guter elektrischer Leiter. Biologisch gesehen stellt es ein unwesentliches Spurenelement dar.

Es wird vor allem in der Zahnheilkunde eingesetzt. Im Altertum verwendete man Goldverbindungen zur Behandlung von Tuberkulose, Syphilis und Lepra. Seit 1927 wird Gold in Goldverbindungen (Goldthioglucose, -sulfat und -acetanilid) als Basistherapie der chronischen Polyarthritis eingesetzt.

Der pharmakodynamische Mechanismus ist ungeklärt. Bei etwa 30 Prozent der Patienten kommt es zu erheblichen Nebenwirkungen, da sich Gold langfristig in Geweben anreichert und als Kapillargift wirkt. Das äußert sich in schiefergrauen bis blauvioletten Hautverfärbungen, vor allem an lichtexponierten Stellen, und Hautentzündungen. Auch kann eine Überdosierung von Gold Entzündungen der Mundschleimhaut und Goldablagerungen in der Augenhornhaut hervorrufen. Es kommt zu Blutbildveränderungen, die sich in einer aplastischen Anämie äußern.

Au^{198}, »Radiogold«, ist ein Beta- und Gammastrahler, der in *RES*, dem retikulo-endothelialen System, vor allem aber in der Leber und in der Milz gespeichert und über Stuhl und Urin nur geringfügig wieder ausgeschieden wird. Au^{198} dient zur Strahlentherapie bei Tumoren.

In der Homöopathie wird Aurum bei folgenden Krankheiten und Symptomen eingesetzt: Depression, Melancholie, essentiellem und arteriosklerotischem Bluthochdruck, Cerebralsklerose, Arteriosklerose, Apoplexie, Angina pectoris, Coronarsklerose, Aortenaneurysma, Tinnitus, Glaukom, Rhetinitis, Leberzirrhose, Roemheld-Syndrom, Myomen, Orchitis, Lymphadenitis, Teleangiektasien, Ozaena, Kupfernase, Karies der Nasenknochen, Rosacea, Rheuma, Periostitis, Spondylosis, Bechterew, nächtlichen Knochenschmerzen, Arthrosen, Polyarthritis, Neuritis, Psoriasis, Erythema nodosum und chronischen Ekzemen.

Es wird als *Aurum metallicum* in den Verdünnungen D6 bis D30 und höher verschrieben.

Als *Aurum coloidale* wird es in der Verdünnung D6 benutzt und fungiert als Konstitutionsmittel.

Die Leitsymptome für Gold (Aurum) sind:
1. Tiefe seelische Depression, Hypochondrie und Selbstmordneigung
2. Kongestionen von Kopf und Herz
3. Halbsichtigkeit
4. Folge von Kummer, Schreck, Ärger und unterdrücktem Verdruß.

Goldwerte im Haar spiegeln gut Gewebewerte wider.

Ba	**Barium**
Sehr giftig:	in Form der löslichen Salze
Normaler Tagesbedarf:	unbekannt
Vergiftungssymptome:	Erbrechen, Durchfall, Schwindel, Extrasystolie, Kammerflimmern, Blutdruckabfall, Staublunge
Therapeutische Anwendung bei:	als Kontrastmittel
Überschüsse durch:	Pflanzenschutzmittel, Fellenthaarungsmittel, Schwerspat

Barium hilft beim Röntgen

Barium, ein dem Calcium ähnliches Erdalkalimetall, ist in Form seiner löslichen Salze sehr giftig. Es wird als Barium sulfuratum (Bariumsulfid) in Pflanzenschutz- und Fellenthaarungsmitteln verwendet.

Barium sulfuricum, das unlösliche und daher ungiftige Bariumsulfat, findet in der Medizin als Bariumbrei Anwendung. Diesen Brei verwendet man als Röntgenkontrastmittel für die Darstellung des Verdauungstraktes. Barium in Form von Bariumkalk dient zur chemischen Bindung von Kohlendioxid in Absorbern von Grundumsatz- und Narkosegeräten mit Rückatmung.

Bariumvergiftungen sind stets akute Vergiftungen, die meist durch Verwechslung des unlöslichen Barium sulfuricum (ungiftig) mit – giftigen – löslichen Bariumsalzen hervorgerufen werden. Symptome sind Erbrechen, Leibschmerzen, Durchfall, Schwindel, Extrasystolie, Kammerflimmern und Blutdruckabfall.

Barium-Ionen wirken am Herz digitalisähnlich und rufen Spasmen der glatten Muskulatur hervor. Bariumkarbonat ist ein Ratten- und Mäusegift. Der Tod tritt bei schnell verlaufenden Vergiftungen durch Herzstillstand ein. Für die langsamer verlaufenden Vergiftungen sind aufsteigende Lähmungen charakteristisch. Die Todesursache ist in diesen Fällen eine Atemlähmung.

Homöopathisch wird Barium als *Barium carbonicum* (Bariumkarbonat), *Barium chloratum* (Bariumchlorid) und *Barium jodatum* (Bariumjodid) verwendet.

Die gebräuchlichsten Verdünnungen sind D3 bis D6.

Barium hat besondere Zugehörigkeit zu Herzgefäßen und Drüsen.

Die Indikationen sind: Arteriosklerose, Altersherz, skrofulöse Drüsenaffektionen, Tonsillenhypertrophie, Hypertonie, Hypotonie, periphere Durchblutungsstörungen, Coronarsklerose und Tubenkatarrhe.

Bariumwerte im Haar spiegeln gut Gewebewerte wider.

Be	**Beryllium**
Giftig!	
Normaler Tagesbedarf:	unbekannt
Therapeutische Dosis:	unbekannt
Vergiftungssymptome:	Fieber, ähnlich Metalldampffieber, Lungen- und Herzschwäche, Erythem, Ekzem, Husten, Bindehautentzündung, Leberschäden, Knochenschäden, Magengeschwüre

Überschüsse durch:	Leuchtröhrenindustrie, metallverarbeitende Industrie, Elektroindustrie

Beryllium lähmt den Atem

Beryllium ist ein zweiwertiges Element, das als Spurenelement im menschlichen Körper vorkommt. Es lagert sich vor allem in der Leber und in den Knochen ab.

Das stahlgraue, sehr harte Metall ist bei gewöhnlicher Temperatur spröde und läßt sich bei Rotglut dehnen. Beryllium kann man mit Aluminium, Silber, Eisen und Cobalt leicht legieren, jedoch nicht mit Magnesium. Es gehört zu den seltensten Elementen und kommt in der Natur nur in Form von Verbindungen (unedlem Metall) vor. Bekannt wegen seiner hohen Durchlässigkeit für Röntgenstrahlen, eignet es sich daher als Strahlenaustrittfenster für Röntgenröhren.

Nach Inhalation und Kontakteinwirkung von Berylliumverbindungen kommt es zu einer schweren Allgemeinvergiftung oder zu einer kurzdauernden, fieberhaften Erkrankung, dem Metalldampffieber ähnlich. Beryllium und seine Verbindungen können in Form von Staub oder Dämpfen beim Einatmen schwere Lungen- und Herzschädigungen hervorrufen. Steigert sich die Vergiftung infolge einer längeren Einatmung, so treten Fieber, Erythem, Ekzem, Bindehautentzündung, Husten und später dann schwere Luftnot, Nierenreizung und Leberschwellung auf.

Der tödliche Verlauf wird durch Lähmung des Atemzentrums verursacht, oder aber die Erkrankung tritt in die chronische Phase ein. Nachdem Beryllium in den Knochen und in der Leber abgelagert wurde, bilden sich Knochenveränderungen, Leberschäden und Schädigungen am zentralen Nervensystem.

Durch unlösliche Berylliumsalze kommt es im Magen zu Magengeschwüren. Schnittwunden durch zerbrochene Leuchtröhren mit Berylliumbelag sind gefährlich und heilen äußerst schwer. Wahrscheinlich ist Beryllium ein akkomodationsfähiges allergenisierendes Gift, das nur bei besonders empfindlichen Personen nach allmählicher Aufnahme tödlich wirkt.

Berylium nitricum (Berylliumnitrat) wird in der Glühlampenindustrie zum Härten der Glühkörper verwendet, ebenso als Zusatz zu Metallen und Legierungen, die für Einstichnadeln und andere chirurgische Instrumente benötigt werden. Auch in Fernsehgeräten findet man Beryllium in den Elektroden für Vakuumröhren.

Bei Atomkernreaktionen ist Beryllium als Neutronenquelle und zur Herabminderung der Geschwindigkeit der Neutronen von Bedeutung.

Homöopathisch wird Beryllium als *Beryllium metallicum* in den gebräuchlichsten Verdünnungen D6 bis D12 verwendet. Seine Wirkungsrichtung sind entzündliche Prozesse und die unteren Atemwege.

Berylliumerkrankungen sind melde- und entschädigungspflichtige Erkrankungen, die im Rahmen der Unfallversicherung den Arbeitsunfällen gleichgestellt sind.

Berylliumwerte im Haar spiegeln deutlich Gewebekonzentrationen wider.

Bi	**Bismutum (Wismut)**
Normaler Tagesbedarf:	unbekannt
Therapeutische Dosis:	0,5–1,0 g
Therapeutische Anwendung:	Wundbehandlung, Brandwunden, Magen- und Darmgeschwüre, Darmkatarrh, Brechdurchfall, Hämorrhoiden
Vergiftungserscheinungen:	Stomatitis, erosiv ulceröse Veränderungen, Gangrän, Nephrose, Lungenembolie
Quellen:	zu lange Einnahme von Wismut-Präparaten, Injektionen (intramuskulär, intravenös, intraarteriell) Fabrikation synthetischer Edelsteine

Wismut heilt Magengeschwüre

Wismut kommt gediegen und in Form von Verbindungen vor. Es gehört zu den seltensten Elementen der Erdrinde. Die wichtigsten, in der Natur zu findenden Wismutverbindungen sind Wismutglanz und Wismutocker.

Wismut ist ein rötlichweißes, sprödes, luftbeständiges Metall von großblättrig-kristallinem Gefüge. Es läßt sich mit Silber, Blei, Quecksilber, Kupfer, Zink, Gold und den Platinmetallen leicht legieren. Reines Wismut wird zu leicht schmelzbaren Legierungen oder auch zu Wismutbronze gebraucht (Spiegelbelag, Lampenreflektoren).

Bismutum albuminatum, Wismutalbuminat (Wismuteiweiß), enthält etwa zehn bis zwölf Prozent reines Wismut. Die medizinische Anwendung erstreckt sich auf Magen- und Darmerkrankungen.

Bismutum armonium zitricum (Wismut-Amoniumzitrat) wird medizinisch bei Magen- und Darmerkrankungen, bei Brechdurchfall der Kinder und bei Sodbrennen verabreicht. Äußerlich eignet es sich zur Behandlung von eiternden Wunden, Brandwunden, Geschwüren und Ekzemen.

Bismutum benzoicum, basisches Wismutbenzoat (basisch benzoesaures Wismut) findet medizinisch bei Magen- und Darmerkrankungen und bei Brechdurchfall der Kinder Anwendung. Es soll angeblich besser als basisches Wismutsalicylat vertragen werden.

Bismutum jodatum, Wismutjodid, fand früher in der Medizin bei Syphilis Anwendung. Heute noch gebraucht man es analytisch zur Herstellung von Reagenzien auf Alkaloide, Zyatin, Piperazin und Pepsone.

Basisches Wismutgallat wird medizinisch als Dermatikum, Astringens und Antihydrotikum verwendet. Es ist als Salbe, Puder, Tabletten und Zäpfchen im Handel erhältlich und ist Bestandteil vieler Hämorrhoidalmedikamente, zahlreicher Heilsalben für Augen, Haut und Wunden sowie von Magentabletten.

Wismutnitratoxid findet medizinisch seine Anwendung als Adstringens, Antihydrotikum, Antidiarrhotikum und Ulcustherapeutikum. Oral beträgt die Einzeldosis 0,5 g, topisch als Salbe 10 Prozent und als Wundpulver unverdünnt. In dieser Zusammensetzung finden wir Wismut in vielen Magen-Darm-Pulvern und Tabletten.

Wismutoxid findet seine Hauptanwendung im Salbenbereich, nämlich als Adstringens und Antihydrotikum.

Wismutsilicat wird in der Medizin als Ulcustherapeutikum und Adstringens verwendet.

Wismutcarbonat basisch verwendet man als Ulcustherapeutikum.

Wismutchloridoxid wird auch als Adstringens und Antihydrotikum verwendet.

Bismutum lacticum, Wismutlaktat (milchsaures Wismut) findet innerlich Anwendung bei Magen-Darm-Erkrankungen und äußerlich zur Wundbehandlung Technisch trifft man es in der Druckerei und Färberei zusammen mit Tannin an Stelle von Brechweinstein an.

Bismutum-β-Naphtholicum, basisches β-Naphthol-Wismut, findet innerlich Anwendung als Darmantiseptikum, äußerlich als Wundantiseptikum.

Bismutum natrium jodatum, Natrium-Wismutjodid, wurde früher in Form von Injektionen bei Syphilis verabreicht.

Wismut findet generell seine medizinische Anwendung

1. äußerlich zur Wundbehandlung, bei Brandwunden (Wismutbrandbinden) und bei jauchigen Wunden, insbesondere in Körperhöhlen;
2. innerlich bei Dyspepsie, Magen- und Darmgeschwüren, bei Darmkatarrhen, Brechdurchfall, Oxyuriasis und Syphilis.

In großen Gaben kann die Substanz giftig werden, indem sie teilweise zu giftigem Wismutnitrat reduziert wird. Bei Röntgenaufnahmen des Magens und des Darmes sieht man deshalb davon ab und ersetzt sie durch Bismutcarbonat, Bariumsulfat und andere Verbindungen. Auch in der Analyse zum Nachweis von Glucose im Harn nach Nylander wird es gebraucht.

Wismutschäden: Nach intramuskulären Injektionen kann es zu einem graublauen Saum am Zahnfleisch sowie zu einer Stomatitis mit erosiv-ulcerösen Veränderungen bis zu Gangrän und Nephrosen kommen. Nach intravenösen Injektionen kann es zur Lungenembolie mit Husten und Stichen in der Brust kommen (Wismutgrippe).

Nach intrakutanen Injektionen ist es möglich, daß eine arthritische Embolie mit Schwellung, Schmerz und netzartig blauroten Streifen auftritt.

Wismutpräparate dürfen nie länger als zehn Tage eingenommen werden, da sie sonst toxisch wirken können; eine Blauschwarzverfärbung der Zunge ist normal.

Homöopathisch wird Wismut als *Bismutum subnitricum, subgallicum* und *oxidatum* verwendet. Die gebräuchlichsten Verdünnungen sind D3 bis D8.

Die Indikationen sind Magen- und Darmbeschwerden, verbunden mit Würg- und Brechreiz.

Wismutwerte im Haar spiegeln gut Gewebekonzentrationen wider.

Pb	**Blei**
Giftiger Mineralstoff!	
Körperfunktionen:	keine
Vergiftungssymptome:	Enzymschädigung, Schädigung der Blutbildung, Blockierung der Enzymwirkung, Osteoplastenproduktion, Schwäche, Lustlosigkeit, Müdigkeit, Anämie, Blässe, Verdauungsbeschwerden, Verstopfung, Netzhautschädigung
Schützende Faktoren (Therapie):	Schwefelreiche Aminosäuren, Vitamin A, C, E und B-Komplex, Folsäure, Nicotinamid, Calcium, Kalium, Zink, Eisen, Chrom, Phosphor und Selen
Quellen:	Mal-, Rostschutz- und Druckfarben, Autoabgase, Kosmetika, Ungeziefervertilgungsmittel, Keramik, Bleiglas, Tabakrauch, Bleistift, Düngemittel

Blei, Bestandteil unserer Autoabgase

Blei ist, ebenso wie seine Salze und Abkömmlinge, giftig. Die Aufnahme erfolgt über den Verdauungskanal, die Atemwege und die Schleimhäute.

Es wird als schwerlösliches Phosphat in den Knochen (begünstigt bei Alkalose) – gekoppelt mit gleichzeitiger Calciumverdrängung –, in der Leber und den Nieren abgelagert. Das im Knochen eingelagerte Blei verursacht zunächst keine toxischen Erscheinungen, kann jedoch etwa durch Streß, Infektionskrankheiten, Acidose und verschiedene Medikamente (Steroide, Kortison) aktiviert werden.

Bei einer Bleivergiftung kommt es sehr oft zu einem zentralen Funktionsausfall der Netzhaut mit Gesichtsfeldlücken, einer Atrophie des Sehnervs und des öfteren zu einer normochromen Anämie (Blutarmut). Blei stört die Bildung des Blutfarbstoffes und der Erythrozyten (rote Blutkörperchen). Diese Anämie ist in Verbindung mit den bleitoxischen Gefäßkrämpfen die Hauptursache der als »Bleikolorit« bezeichneten aschgrauen Hautblässe.

Durch Bleivergiftung hervorgerufene Verdauungsbeschwerden und später intensive krampfartige Schmerzen, die anfallsweise auftreten als auf- und abschwellende Schmerzattacken, von hartnäckiger Verstopfung begleitet, sind unter dem Namen Bleikolik bekannt. Eine durch übermäßige Bleizufuhr ausgelöste Lähmung zeigt sich als beginnende Schwäche der Streckermuskulatur, die sich zur peripheren motorischen Lähmung entwickelt. Oft ist der Radialnerv betroffen (Fallhandstellung).

Eine Bleipolyglobulie erkennt man durch eine Vermehrung der Erythrozyten und des Hb-Wertes durch den toxischen Reiz. Ihr Nachweis ist zur Früherkennung der Bleivergiftung wichtig. Diese zeigt sich auch als girlandenartiger schiefergraublauer Saum am Zahnfleisch und kann sowohl lingual und palatinal als auch bukkal und labial zu sehen sein. Daneben findet man oft flächenhafte Niederschläge ebenso an der Schleimhaut der Lippen, an Wangen und der Zunge. Häufig wird dies verwechselt mit Auswirkungen von dunklem Zahnstein. Differentialdiagnostisch sind Melanin-, Wismut- und Quecksilbersaum auszuschalten.

Blei wird hauptsächlich aus Bleierzen gewonnen. Wegen seiner günstigen chemischen und physikalischen Eigenschaften dient es auch heute noch zur Herstellung zahlreicher und vielgenutzter Produkte. Die mit der Produktion und der Verwendung elementaren Bleis, seiner Legierung und Verbindung einhergehende »Bleibelastung« der Menschen und ihrer Umwelt stieg vor allem seit Einführung des mit Blei zusätzen klopffest gemachten Benzins stark an.

Kinder, die großer Umweltverschmutzung und damit verbundener Bleibelastung ausgesetzt sind, leiden oft unter Hyperaktivität und Lernschwierigkeiten, unter abdominalen Koliken, Schläfrigkeit, Apathie, epileptischen Anfällen und unkontrollierbaren Gemütsanfällen.

Eine hohe Bleizufuhr während der Schwangerschaft kann die geistige Entwicklung des Ungeborenen behindern. Blei kann durch die Plazenta dringen und somit auch den Fötus erreichen.

Die Symptome einer chronischen Bleiüberlastung im Patienten

äußern sich durch Muskelschmerzen, Kopfschmerzen, Nervosität, Depressionen, Apathie, Schwindel, neuromuskuläre Erkrankungen, verminderte Widerstandsfähigkeit, metallischen Geschmack im Mund, Angst- und Beklemmungsgefühle, Irritierbarkeit und gastrointestinalen Beschwerden (Magen-Darm-Beschwerden).

Homöopathisch wird Blei als *Plumbum acedicum* (Bleiazetat) und als *Plumbum metallicum* (metalliges Blei) verabreicht. Die gebräuchlichsten Verdünnungen sind D4 bis D10 und höher.

Plumbum acedicum hat einen Bezug zum zentralen Nervensystem, zu den peripheren Gefäßnerven, Gefäßintima, zur glatten Muskulatur, zu Nieren, Parotis und Magen-Darm-Kanal.

Die Indikationen sind: Arteriosklerose mit blassem Hochdruck, Paresen, Neuralgien, besonders Ischias, Neuritiden, progressive Muskelatrophie, Parotitis epidemica, spastische Obstipation, Nabelkoliken und andere Magen-Darm-Koliken, Nephrosklerose, chronische Nephritis, Angiospasmen, Endarteritis, intermittierendes Hinken.

Bei chronischer Bleivergiftung ist mit Plumbum-acedicum-Tabletten in D12 oder D15 oder noch höheren Potenzen eine Entgiftung nach isopathischem Prinzip möglich.

Die Haaranalyse reflektiert eine langzeitige Ablagerung in den Geweben und stellt somit chronische Überlastungen zuverlässig dar. Blutwerte zeigen hingegen nur kurzfristige Überlastungen oder akute Vergiftung durch Einatmen von Bleidämpfen. Werden exogene (äußere) Einflüsse vermutet, sollte der Test an Schamhaaren wiederholt werden.

Bleivergiftungen sind in der Bundesrepublik Deutschland melde- und entschädigungspflichtige Erkrankungen, die im Rahmen der Unfallversicherung den Arbeitsunfällen gleichgestellt sind.

B	**Bor**
Normaler Tagesbedarf:	1–2 mg
Therapeutische Dosis:	1–3 mg
Vergiftungssymptome:	Magen-Darm-Krämpfe, Leber-, Nieren-, Lungenschäden, Anämie

Körperfunktionen:	wichtig für Calciumaufnahme, unterstützt die Vitaminverwertung, Enzymaktivität, Zellteilung und das Immunsystem
Therapeutische Anwendung bei:	Krebs, Immunschwäche, Allergien, Hauterkrankungen, Rheuma und Gicht
Unterstützt die Aufnahme:	Vitamin C und Flavonoide, schwefelhaltige Aminosäuren
Hemmt die Aufnahme:	Chlor, hochprozentiger Alkohol, Antibiotika, Holzschutzmittel, chlorierte Kohlenwasserstoffe
Nahrungsquellen:	Datteln, Löwenzahn, Mohn, Rüben, Hülsenfrüchte, Rotwein
Überdosierung durch:	Herbizide, Dünge- und Reinigungsmittel und zu große Aufnahme

Bor verhindert Allergien

Die große Bedeutung von Bor, besonders von seinen Komplexverbindungen, für unseren Organismus ist lange ignoriert oder falsch interpretiert worden. Komplexverbindungen sind für das Immunsystem, die Zellreparatur, für die Steuerung der Zellteilung und des Stoffwechsels unerläßlich. Außerdem spielt Bor für den Calcium- und Kalium-Haushalt sowie für die Vitamin- und Flavonoidbildung eine große Rolle. Es greift in den Calciumhaushalt massiv ein und verhindert eine Brüchigkeit der Zellwände und der gerüstbildenden Calciumverbindungen.

Bor zur Konservierung von Lebensmitteln wurde verboten, da durch diese Konservierung so schnell toxische Konzentrationen im Körper erreicht werden. Bor wird im Darm fast vollständig aufgenommen und im Körper angereichert.

Eine übermäßige Konzentration im Körpergewebe führt zu Vergiftungserscheinungen wie Magen- und Darmkrämpfen, Kollaps,

Erbrechen, Durchfall, Hautentzündungen, Leberdegeneration, Nierenschädigung, Lungenblutungen, Benommenheit, Verwirrtheitszuständen, Depressionen, Abmagerung und Anämie.

Aber auch Bormangelzustände können auftreten, dadurch werden allergische Symptome, wie wir sie zum Beispiel beim Heuschnupfen finden, begünstigt. Bormangel mindert beim Menschen die Wirksamkeit von Flavoniden und Vitaminen, hemmt die Enzymaktivitäten, schwächt in starkem Maße das Immunsystem, erniedrigt die Widerstandskraft gegen Allergien und chronische Hauterkrankungen, erschwert den Abbau von Giften, beeinträchtigt die Funktion vieler Organe (Herz) und verhindert die Photosynthese.

Unsere Knochen weisen einen hohen Borgehalt auf. Da im Knochenmark nicht nur Blut, sondern alle Immunabwehrkörper gebildet werden, wird klar, daß es eine Beziehung zwischen Bor und Widerstandskraft gegenüber Strahlungs- und Giftschäden und darüber hinaus zum Immunsystem geben muß. Möglicherweise ist eine altersbedingte Abnahme an Bor nicht nur der Grund für eine allmähliche Schwächung des Immunsystems, sondern auch für eine größere Sprödigkeit der Knochen.

Allergien, die durch Gifte oder artfremdes Eiweiß ausgelöst werden, kommen erst durch Bormangel voll zum Ausdruck.

Es ist erstaunlich, wie schnell und weitgehend viele Allergien – einschließlich Heuschnupfen – so gut wie vollständig durch geringfügige Gaben von Bor überwunden werden können.

Bormangel wird durch gechlortes Wasser, chlorierte Kohlenwasserstoffe (etwa in Holzschutzmitteln), chlorhaltige Antibiotika und hochprozentigen Alkohol gefördert. Denn es wird die Zellwandstabilität erheblich geschwächt, was Viren und Giften das Eindringen erleichtert.

Homöopathisch wird Bor als *Natrium tetraboracicum* (Borax) verwendet. Die gebräuchlichsten Verdünnungen sind D4 bis D12. Es hat einen Bezug zum zentralen Nervensystem, zum Zahn-, Mund-, Rachenbereich, zum Magen-Darm-Bereich, Nieren und ableitenden Harnwegen, weiblichen Geschlechtsorganen, Haut und Hautanhangsgebilden.

Borwerte im Haar spiegeln gut Gewebewerte wider.

Br	**Brom**
Giftig!	
Körperfunktionen:	unbekannt

Therapeutische Anwendung:	nervöse Übererregbarkeit, Epilepsie
Wird unterdrückt:	Kochsalz
Unterdrückt:	Chlor
Vergiftungssymptome:	Akne, Hautausschlag, Allergie, Hyperhydrosis, Schleimhautschäden, Lungenschäden, Sprachstörungen, Halluzinationen
Quellen:	Medikamente, Foto- und Filmindustrie, präparative Chemie, Farbstoffindustrie, Lösungsmittelindustrie

Brom kann Akne hervorrufen!

Brom ist ein Nichtmetall-Element (Flüssigkeit) der Halogengruppe. Seine Isotope ($Br^{75 \text{ bis } 88}$) sind außer 79 und 81 radioaktiv. Es wird aus den Endlaugen der Salinenindustrie gewonnen und dient zur Herstellung von Bromverbindungen. Es ist ein Bioelement des Menschen.

In Wasser und organischen Solventien gelöst, entwickelt es rotbraune, giftige (erstickenden, spastischen Bromhusten hervorrufende sowie haut- und schleimhautätzende) Dämpfe.

Salze der Bromwasserstoffsäure, wie etwa Natriumbromid, Kalium-, Ammonium- und Calciumbromid, besitzen sedative Wirkungen, die gelegentlich zur Behandlung von Epilepsie und anderen Formen nervöser Übererregbarkeit gebraucht werden.

Die Wirksamkeit einer Bromsalzgabe hängt stark von der Kochsalzzufuhr ab, da die Niere bei der Ausscheidung nicht zwischen Chlor-Ionen und Brom-Ionen differenziert. Die Anwendung von Brom in der Medizin wird vielfach wegen der Gefahr des Bromismus abgelehnt.

Häufigste Ursache einer Bromvergiftung ist die unsachgemäße Medikation von Bromiden. Elementares Brom führt bei Einatmung der

Dämpfe zu Reizung und Schleimhautschädigung von Luftwegen und Lunge. Die Brom-Ionen verdrängen die Chlor-Ionen aus der Extrazellularflüssigkeit (führt zu deren Ausscheidung mit dem Harn) und werden in der Schilddrüse gespeichert. Wenn mehr als 10 Prozent des Serumchlorids durch Bromid ersetzt werden, kommt es zum Nachlassen der Merkfähigkeit und zu Schlaflosigkeit. Ab 20 bis 30 Prozent erfolgen Verwirrtheitszustände, Halluzinationen, Sprachstörungen und Verfall der Körperkräfte.

Die Bromakne und die Bromoderma tuberosum zeigen sich durch akneartige Knötchen und Kutisinfiltrate, die unter pigmentierter Narbenbildung abheilen. Beim Säugling werden sie auch durch Brom in der Muttermilch verursacht. Bromhydrosis ist ein durch freie Fettsäuren, bakterielle Zersetzung der Hornzellen und im Schweiß hervorgerufenes, übles Sekret. Überempfindliche Personen reagieren auf Brom mit einer blasenähnlichen Allergie.

Brom kann abhängig machen. Bei übermäßiger Verabreichung von Medikamenten kommt es zur sogenannten Bromomanie, einem krankhaft gesteigerten Verlangen nach Brom.

Bromtetracyclin ist verwandt mit dem Chlortetracyclin, wobei Chlor durch Brom substituiert ist.

Therapie: Austausch des Serumbroms gegen Chlorid durch Kochsalzgabe zusammen mit ausreichend Flüssigkeit und eventuell harntreibenden Mitteln.

Silberbromid ist lichtempfindlich und wird für photographische Platten, Filme und Papiere verwendet.

Hypobromide sind starke Oxidationsmittel.

Bromide werden in der Maßanalyse verwendet.

Organische Verbindungen von Brom sind Zwischenprodukte der präparativen Chemie, der Farbstoffindustrie und Lösungsmittelindustrie.

Homöopathisch wird Brom in den Verdünnungen D4 bis D12 verabreicht. Es ist ein Konstitutionsmittel, das auf Herz, arterielles Gefäßsystem, lymphatisches System, Schilddrüse und obere sowie untere Atemwege wirkt.

Auch bei Magen-, Darm- und Hauterkrankungen wird Brom homöopathisch eingesetzt.

Bromwerte im Haar spiegeln ausreichend Gewebewerte wider.

Cd	**Cadmium**
Hochgiftiger Mineralstoff!	
Körperfunktionen:	keine
Vergiftungssymptome:	hoher Blutdruck, Nierenschädigung, Appetit- und Geruchsverlust, Störung des Vitamin-D-Stoffwechsels, starke Schmerzen an Knochen und Gelenken, Calciumstoffwechselstörung, Störung des Skelettaufbaus, Herz- und Blutgefäßschädigung
Schützende Faktoren (Therapie):	Zink, Selen, Calcium, Kupfer, schwefelhaltige Aminosäuren, (Methionin), Schwefel, Vitamin C, Vitamin B_6
Quellen:	Zigarettenrauch, Schalentiere, Meeresfrüchte, verseuchtes Trinkwasser, Autoabgase, Farben, Batterien, Stahl- und Zinkerzeugung, Müllverbrennung, Düngemittel

Cadmium – nicht nur eine schöne gelbe Farbe

Das Element Cadmium und seine Verbindungen sind toxisch und daher für unsere Umwelt gefährlich. Schon relativ kleine Cadmiummengen stellen eine erhebliche Umweltbelastung dar!

Es wird sowohl durch natürliche Prozesse als auch durch den Menschen in unsere Umwelt eingebracht.

Industriell benötigt man Cadmium beim Galvanisieren, als Farbpigment, als Stabilisator in PVC-Kunststoffen und in Mikrobatterien.

Warnsignale bei chronischen Vergiftungen: Anosmie, Trockenheit im Rachen und typisch gelber Cadmiumring am Zahnhals.

Die Halbwertzeit von Cadmium ist relativ lang. Es lagert sich besonders in den Geweben entlang der Nahrungskette ein. Zu einer Cadmiumbelastung für den Menschen kommt es hauptsächlich bei der Aufnahme über die Atmung und über den Magen-Darm-Trakt. Die Cadmiumaufnahme in ländlichen Gegenden ist noch relativ gering. In Großstädten jedoch vervielfacht sie sich, besonders dort, wo cadmiumverarbeitende Betriebe sind.

Das Rauchen von 20 Zigaretten kann mit etwa 1 bis 2 µg Cadmium zur Cadmiumbelastung beitragen. Die tägliche Cadmiumaufnahme mit der Nahrung weist sehr starke geographische Schwankungen auf. In den industrialisierten Ländern wird über eine Cadmiumaufnahme von 17 bis 35 µg pro Tag durch die Nahrung berichtet.

Etwa ein Drittel des gesamten aufgenommenen Cadmiums wird im menschlichen Organismus in der Niere abgelagert. Deshalb ist die Niere hinsichtlich einer Cadmiumvergiftung das empfindlichste Organ.

Hauptanzeichen für eine Nierenschädigung durch Cadmium ist eine Proteinurie mit Schädigung der Nierenkörperchen. Bei einer langfristigen Aufnahme von Cadmium wird der Vitamin-D-Stoffwechsel gestört. Damit können auch die Skelettstörungen bei Cadmiumvergiftungen erklärt werden.

Cadmium kann den Stoffwechsel anderer Metalle, vor allem von Kupfer und Zink, auf mehreren Ebenen beeinträchtigen.

Raucher und Menschen, die mit Rauchern zusammenleben, sind besonders durch Cadmiumbelastung und Zinkmangel gefährdet. Solange Zinkmangel vorhanden ist, erhöht sich die Gefahr der Cadmiumbelastung, denn Zinkmangel unterstützt die Aufnahme von Cadmium.

Cadmium ist ein Nebenprodukt der Eisen- und Stahlverarbeitung und der Kohle- und Ölindustrie. Man schätzt, daß in Deutschland jährlich 83 Tonnen Cadmium in die Luft und weitere 124 Tonnen in die Gewässer gelangen. Phosphatdünger ist oft cadmiumhaltig. Damit gelangt Cadmium auch in pflanzliche und tierische Lebensmittel. Vor allem in Kaffee und schwarzem Tee kommt Cadmium häufig vor.

Cadmiumsalze werden als gelborangefarbene Pigmente in Farben, besonders in Rostschutzfarben, verwendet. Man findet Cadmium auch in Batterien. Erwiesen ist, daß Cadmium eine Erhöhung des Blutdrucks hervorrufen und auch Coronarerkrankungen verursachen kann.

Homöopathisch wird Cadmium als *Cadmium metallicum* in den Verdünnungen D6 bis zu Hochpotenzen verwendet. Es wirkt auf das zentrale Nervensystem und wird bei Rekonvaleszens eingesetzt.

Cadmiumvergiftungen gehören zu den Berufskrankheiten und sind in der Bundesrepublik Deutschland melde- und entschädigungspflichtige Erkrankungen, die im Rahmen der Unfallversicherung den Arbeitsunfällen gleichgestellt sind.

Die Haaranalyse wird als zuverlässiger Test zur Feststellung einer Cadmiumüberlastung angesehen. Werden exogene Einflüsse vermutet, so sollte der Test an Schamhaaren durchgeführt werden.

Ca	**Calcium**
Normaler Tagesbedarf:	Erwachsene 800 mg, Kinder 600–1000 mg, Schwangere und Stillende bis 1400 mg
Körperfunktionen:	wird benötigt zum Knochenaufbau, beruhigt die Nerven, ist wichtig für Muskeln, Muskelfunktion, Blutgerinnung und Herzfunktion
Therapeutische Anwendung bei:	Osteoporose (Knochenentkalkung), Arthritis, Krämpfen der Muskulatur, Nervosität und Irritierbarkeit, Knochenschmerzen, Wachstumsstörungen, Knochenerkrankungen und schlechten Zähnen, Menstruationsbeschwerden (starke, schmerzhafte und lange Menstruation), Nervosität und Schlaflosigkeit, Allergien
Fördert die Aufnahme:	Vitamin A, C, D, F, Eisen, Magnesium, Mangan, Phosphor, Silicium, Eiweiß, HCl (Magensäure), Enzyme der Bauchspeicheldrüse und Lactobacillus acidophillus
Hemmt die Aufnahme:	Blei, Cadmium, Aluminium, Magnesium, Eisen, gesättigte Fettsäuren, übermäßiger Zuckerkonsum, zuviel Eiweiß, Schilddrüsenstörungen und Vitamin-D-Mangel

Nahrungsquellen:	Milch, Käse, Joghurt, Kresse, Grünkohl, Haselnüsse
Überschüsse durch:	übermäßigen Verzehr von Milchprodukten, Umwelteinflüsse; Calciumwerte, die über 2000 ppm liegen, reflektieren im Haar einen Calciummangel

Calcium baut Sie auf

Und das im wahrsten Sinne des Wortes. Denn Calcium ist unentbehrlich für Aufbau und Festigkeit von Knochen und Zähnen. In unserem Körper befindet sich ungefähr ein Kilogramm Calcium – für ein Mineral sehr viel. 99 Prozent davon sind in unseren Knochen gespeichert. Das restliche eine Prozent erfüllt weitere, entscheidende Aufgaben, nämlich die Kontrolle der Blutgerinnung und Hemmung entzündlicher sowie allergischer Reaktionen.

Calcium spielt bei der Übertragung von Nervenreizen auf Muskelzellen ebenfalls eine wichtige Rolle. Bei starkem Calciummangel treten Migräne oder Muskelzuckungen auf, die sich bis hin zu lebensbedrohlichen Krämpfen (Tetanie) steigern können.

Glücklicherweise sorgt das Calciumdepot in den Knochen dafür, daß dieses Stadium nur selten erreicht wird, denn bei Mangelerscheinungen wird es einfach angezapft. Dadurch kann jedoch mit der Zeit ein Calciummangel in den Knochen entstehen.

Je nach Alter benötigt der Mensch zwischen 700 und 1000 mg pro Tag, Schwangere und stillende Mütter sogar bis zu 1200 mg. Für sie empfiehlt sich daher die Versorgung mit einem Calciumpräparat, um gefährlichen Mangelerscheinungen, wie etwa Rachitis, vorzubeugen. Auch ältere Menschen nehmen diese Menge Calcium oft nicht mehr auf, wie in einer Studie der Medizinischen Hochschule in Lübeck festgestellt wurde. In dieser Studie wurde das Essen in verschiedenen Altersheimen untersucht. Das Resultat: Die tägliche Kost enthielt für die dort lebenden Leute durchweg zuwenig Calcium.

Bei einer Abnahme des Calciums innerhalb der Knochen erhöht sich die Knochenbruchgefahr, die durch den Alterungsprozeß sowieso steigt. Diese hauptsächlich durch Calciummangel hervorgerufene Knochenerweichung (Osteoporose) ist gerade für ältere Menschen gefährlich, da Knochenbrüche im höheren Alter langsamer heilen.

Auch bei Calcium heißt es: Vorbeugen ist besser als Heilen.

Calciummangel kann sich in verschiedenen Symptomen zeigen: Migräne, Nackensteife, Blutgerinnungsstörungen, Allergien, Haarausfall, Muskelzucken, Abbrechen der Fingernägel und Durchblutungsstörungen.

Beginnt der Körper erst einmal vom eigenen Knochengewebe Calcium abzubauen, so bevorzugt er bestimmte Orte. Häufig wird Calcium nämlich zuerst dem Kieferknochen entzogen, der die höchste Calciumkonzentration des ganzen Körpers enthält. Dadurch kommt es zu Parodontose. Der Kieferknochen verändert sich, und die Zähne verlieren ihren Halt. Die Zähne selbst werden jedoch interessanterweise auch bei einem Calciummangel immer mit genügend Calcium versorgt.

Rohmilch ist am besten

Damit der Körper das Calcium auch verwerten kann, das er mit der Nahrung erhält, ist ein gesundes Zusammenspiel von anderen Spurenelementen notwendig.

So braucht er zum Beispiel Vitamin D, Phosphor, ungesättigte Fettsäuren und das Enzym Phosphatase. Phosphatase findet man unter anderem in roher, unpasteurisierter Milch. Denn durch den Pasteurisationsprozeß wird die Phosphatase zerstört und das reichliche Calcium, das in der Milch vorhanden ist, nicht mehr aufgenommen.

Zur Aufnahme von Calcium muß die Milch auch Fett enthalten, daher sollte man Magermilch meiden.

Calcium räumt mit Blei auf

Wie andere Mineralien zur Verwertung von Calcium notwendig sind, so ist seinerseits Calcium wichtig bei der Aufnahme und Regulierung von anderen Spurenelementen.

Eine wichtige Eigenschaft von Calcium ist, den Bleigehalt im Körper zu reduzieren. Leidet jemand an Calciummangel, so wird mehr Blei im Körper gespeichert.

Ein Calciummangel bewirkt auf der anderen Seite auch, daß das Eisen vom Körper nicht richtig aufgenommen werden kann.

Auch Vitamin D ist nötig

Bei Rachitis, einer gefürchteten Kinderkrankheit, kommt es infolge eines Vitamin-D-Mangels nicht zur notwendigen Verkalkung der Knochen.

Als man vor einigen Jahren entdeckte, daß die ultravioletten Strahlen der Sonne das Vitamin D in der Haut aufbauen, wurde klar, warum gerade Kinder in den sonnenarmen Industriestädten besonders häufig an Rachitis erkranken.

Die besten Quellen für Calcium sind rohe, unverfälschte Milchprodukte, frisches Gemüse wie Grünkohl, Brokkoli und Kresse. Weiter auch Mandeln, Haselnüsse, Haferflocken und Bananen. Bei normaler Ernährung kommt es kaum zu einem Calciumüberschuß im Körper.

Zuviel Calcium kann kristallieren und in der Niere Steine bilden. Es ist also wichtig, zuerst das Calciumbedürfnis abzuklären, bevor man Calciumtabletten einnimmt.

Bedeutung der Haar-Calciumwerte

Calciumwerte, analysiert aus dem Blutserum, sind nicht sehr aufschlußreich, denn die Homöostase reguliert die Blutcalciumwerte. Das bedeutet, daß abnormale Serumcalciumwerte erst dann festgestellt werden, wenn notwendiges Calcium bereits den Knochen entzogen wurde und der Zustand schon bedenklich ist. Erhöhte Calciumwerte in Haaranalysen sind fast immer ein sicheres Zeichen für eine Stoffwechselstörung. Calciumwerte über 2000 ppm (parts per million) können auf einen Calciummangel hinweisen.

Behebung von Resorptionsstörungen

Je älter ein Mensch wird, desto mehr nimmt seine Aufnahmefähigkeit für Calcium ab. Dafür sind Veränderungen des Hormonhaushaltes und eine altersbedingte verringerte Magensäureproduktion verantwortlich.

HCl-haltige (magensäurehaltige) Präparate fördern die Aufnahme von Calcium. Pankreatische Enzyme unterstützen außerdem die Verdauung und fördern somit die Calciumaufnahme über den Darm. Die Zufuhr von Lactobacillus acidophilus verbessert den pH-Wert des Darmtraktes und begünstigt die Calciumaufnahmefähigkeit.

Nachdem eine Wechselwirkung zwischen Calcium und anderen Elementen besteht, ist es wichtig, den gesamten Mineralienhaushalt zu normalisieren.

Ein Magnesiummangel könnte zum Beispiel Calciumablagerungen in Muskeln, Herz und Nieren verursachen und daher die Ursache für Nierensteine sein. Wird er beseitigt und gleichzeitig Vitamin B_6 zugeführt, ist genügend Pyridoxinsäure vorhanden, die wiederum die Steinbildung unterbindet.

Eine hohe Zufuhr von Vitamin C kann zu Calciumverlust führen, während Vitamin A und D die Calciumaufnahme begünstigen.

Eine übermäßige Zufuhr von Proteinen (Fleisch, Fisch, Eiweißen) kann die Calciumaufnahme verringern, während angemessene Mengen davon die Calciumaufnahmefähigkeit im Körper unterstützen.

Homöopathisch wird Calcium als *Calcium carbonicum* verwendet. Es ist wirkungsgleich mit Austernschalenkalk. Auch wird es als *Calcerea usta*, Calciumoxidatum, verwendet.

Man verabreicht es normalerweise in Verdünnungen D4 bis D30 und höher. Calcium stellt in der Homöopathie ein Konstitutionsmittel dar.

Es wird angewendet bei: Lymphatismus, Rachitis, Angina tonsillaris, Skrofulose, Cataracta, Blepharitis, Otitis media, Struma fibrosa, Nasenpolypen, Durchfall, Dyspepsie, Gallensteinkoliken, chronischer Obstipation, Hämorrhoiden, Enuresis nocturna, Nierensteinen, Menorrhagie, Fluor, sekundärer Amenorrhöe, Arthrosis deformans, schlecht heilenden Frakturen, Ekzemen, Urticaria, Milchallergie, Milchschorf, Bronchitis, Zahnungsbeschwerden, Tetanie, Spasmophilie, Abszessen, Depressionen, geistiger Erschöpfung.

Die Leitsymptome sind:

1. partielles Schwitzen (Kopf, Hände, Füße, Brust)
2. partielles Frieren (Kopf, Hände, Füße)
3. Kopfschweiß während des Schlafens
4. morgendlicher Kopfschmerz
5. Frösteln mit Abneigung gegen frische Luft
6. rasche Ermüdbarkeit, Mangel an Spannkraft
7. saures Aufstoßen, saure Stühle
8. Unverträglichkeit von Milch
9. Verlangen nach Unverdaulichem und Eiern
10. Abneigung gegen Fleisch und gekochte Speisen.

Cr	**Chrom**
Normaler Tagesbedarf:	unbekannt
Therapeutische Dosis:	100 bis 300 µg
Körperfunktionen:	wichtig für Glucosestoffwechsel, Enzymproduktion, Fettsäuresynthese,

	Insulinproduktion und Stoffwechsel der Schilddrüse
Therapeutische Anwendung bei:	Zuckerkrankheit, Proteinmangel, Kohlenhydratmangel, Arteriosklerose, Hornhautverletzungen, Herz-Kreislauf-Krankheiten, chronischer Bronchitis, Grauem Star
Fördert die Aufnahme:	Vitamin C
Hemmt die Aufnahme:	Eisen
Nahrungsquellen:	Vollkornprodukte (Weizenkeime), Maisöl, Bierhefe, schwarzer Pfeffer, Rinderleber, Austern
Überschüsse durch:	altes Kochgeschirr, Eisentöpfe, Umwelteinflüsse, Metallindustrie

Chrommangel läßt den Zucker schlecht verwerten

Chrom ist ein Bioelement, das beim Menschen physiologisch in geringen Mengen im Serum und Gehirn vorkommt. In krankhaftem Gewebe lagert es sich vor allem im Krebsgewebe, Leber, Lunge und Nieren an. Cr(III)-Salze werden kaum resorbiert. Dagegen sind die Cr(VI)-Verbindungen (Chromate und Chromsäuren) resorbierbar und als solche sehr toxisch (giftig). Als Zahnchrom ist Chrom ein Bestandteil des Zements und kann Allergien auslösen.

Durch Chrom verursachte Krankheiten sind Chromasthma, Chromekzem, Chromstaublunge, Chromkrebs, Chromgeschwür und Chromytosis (eine Speicherung von Chrom im Lungengewebe, die sich als schwärzlicher Belag darstellt).

Chromvergiftungen sind meist berufsbedingt und entstehen nach Haut- oder Schleimhautkontakt oder nach Inhalation entsprechender Stäube und Dämpfe. Symptome sind Ekzeme, Haut- und Schleimhautgeschwüre sowie Reizeffekte an der Lunge (Chromstaublunge). Im Bereich des Magen-Darm-Traktes äußert sich eine Chromvergiftung durch eine hohe Ulcusquote (viele Geschwüre).

Chrom[51], auch Radiochrom genannt, wird zur diagnostischen Anwendung bei Kreislauf-, Milz- und Nierenuntersuchungen verwendet.

Als essentielles (lebensnotwendiges) Spurenelement tritt Chrom nur im dreiwertigen Oxidationszustand des Cr(III) auf. Hier spielt es eine wichtige Rolle im Stoffwechsel der Schilddrüse.

Auch für den Glucose-, Aminosäuren- und Fettstoffwechsel ist es nötig. Es bindet sich sehr stark und selektiv an Nukleinsäuren und wirkt als wichtiger Cobalt-Faktor für Insulin bei der Regulation des Glucose-Metabolismus-Blutzuckerspiegels. Hier greift es in die Zuckerverarbeitung ein.

Mangelerscheinungen äußern sich in einer Überempfindlichkeit gegen Zucker (Traubenzucker), in der Zuckerkrankheit selbst, in einem gestörten Aminosäurestoffwechsel, in Herz-Kreislauf-Krankheiten, chronischer Bronchitis, Grauem Star und Arteriosklerose.

Chromvergiftungen gehören zu den Berufskrankheiten und sind in der Bundesrepublik Deutschland melde- und entschädigungspflichtige Erkrankungen, die im Rahmen der Unfallversicherungen den Arbeitsunfällen gleichgestellt sind.

Die Haaranalyse stellt eine zuverlässige Methode zur Bestimmung von Chromwerten dar.

Co	**Cobalt**
Normaler Tagesbedarf:	unbekannt
Therapeutische Dosis	unbekannt
Funktionen:	Enzymaktivator, stimulierende Wirkung auf Hämatopurese, Wirkung auf Herzmuskel, Bestandteil von Vitamin-B_{12}-Stoffwechsel, beeinflußt die Hormonproduktion der Schilddrüse
Therapeutische Anwendung bei:	Anämien, Bluthochdruck,

	arteriellen Gefäßschmerzen, Herzklopfen und Beklemmungszuständen, Arterienentzündung im Beinbereich, Regulationsstörung des sympathischen und parasympathischen Nervensystems
Fördert die Aufnahme:	Jod, große Proteinzufuhr, Thiaminmangel, Mangan, Nickel, Kupfer, Vitamin B_{12}
Hemmt die Aufnahme:	Natrium
Überschüsse durch:	Auspuffgase (Katalysatoren) und Umweltbelastungen der Hartmetallindustrie und Magnetherstellung, Zement- und Glasindustrie

Cobalt, Bestandteil des Vitamins B_{12}

Cobalt übt als einziges der Spurenelemente seine gesicherte biologische Funktion als Bestandteil eines Vitamins (Vitamin B_{12}) aus. Das mit der Nahrung zugeführte Cobalt wird über die Dünndarmschleimhaut relativ gut aufgenommen. Liegt ein Eisenmangel vor, so verdreifacht sich die Aufnahme.

Cobalt stimuliert die Blutbildung und wird deshalb gerne bei Anämien eingesetzt. Einige Hinweise sprechen dafür, daß Cobalt die Hormonsynthese in der Schilddrüse beeinflußt. Ein Angriffspunkt ist möglicherweise die Jodaufnahme durch die Schilddrüse. Ein Cobaltmangel ist beim Menschen bisher noch nie nachgewiesen worden.

Das »Problem Cobalt« in der menschlichen Ernährung ist vorwiegend eine Frage der Zufuhr von Vitamin B_{12}. Alle üblichen Ernährungsformen enthalten wesentlich mehr Cobalt, als aufgrund des Vitamin-B_{12}-Gehaltes zu erwarten ist. Es besteht keine feste Relation zwischen dem Cobalt- und dem Vitamin-B_{12}-Gehalt von Nahrungsmitteln und Speisen.

Cobalt ist wenig giftig. Nebenwirkungen können sein: Appetitlosigkeit, Übelkeit, Erbrechen und Durchfall. Diese Symptome sind jedoch dosisabhängig und sehr selten, wenn die tägliche Dosis unter 100 mg in dünndarmlöslichen Cobaltchlorid-Tabletten bleibt.

Weitere gesundheitliche Auswirkungen von zuviel Cobalt sind Tinnitus (Ohrgeräusche), Taubheit durch Hörnervschädigung, Schilddrüsenunterfunktion und Struma, Blutunterdruck (Hypotonie) und erhöhte Fettwerte (Hyperlipidämie).

Das in Kernreaktionen künstlich erzeugte radioaktive Co^{60} wird zur Bestrahlung tiefliegender Geschwulste verwendet.

Homöopathisch wird Cobalt als *Cobaltum nitricum* (Cobaltnitrat) in den Verdünnungen D4 bis D12 und höher verabreicht und bei sekundärer Anämie, Polyglobulie, Diabetes und Tumoren eingesetzt.

Cobalt hat Bezug auf das rote Knochenmark, die Bauchspeicheldrüse und auf Neoplasmen. Bei sekundären Anämien (nach akuten oder chronischen Blutungen, Infekt und Tumoranämien) werden allopathisch große Dosen mit gutem Erfolg gegeben. Neoplasmen zerfallen bei direkter Infiltration.

Kleine Dosen können bei Polycythaemien von guter Wirkung sein (D4 bis D12). Auch ein Diabetes mellitus (Zuckerkrankheit) spricht auf eine Zusatztherapie mit Cobalt an.

Fe	**Eisen**
Normaler Tagesbedarf:	Erwachsene 12–18 mg, Kinder 10–15 mg Schwangere ab 6. Monat 25 mg
Körperfunktionen:	Blutbildung, Wachstum bei Kindern, wirkt Streß entgegen, fördert Abwehrkräfte bei Krankheiten
Therapeutische Anwendung bei (Mangel):	Müdigkeit, Abmagerung, Wachstumsstörungen, schmerzhafter Zunge, Teilnahmslosigkeit, Schluckbeschwerden, Irritierbarkeit, Konzentrationsmangel, Anämie (Blutarmut), Herzklopfen, Geophragia (Essen von Erde), Verstopfung, Alkoholismus, Blutverlust, Colitis (Darmentzündung), Menstruationsbeschwerden, gestörter Nahrungsverwertung

Fördert die Aufnahme:	Vitamin B_{12}, C, Verdauungsenzyme, Magensäure und Pepsin, Folsäure, Calcium, Cobalt, Kupfer
Hemmt die Aufnahme:	Zink, Kupfer, Mangan, Kaffee, Phosporüberschuß, Vitamin B_6, übermäßige Zufuhr von Vitamin B_1, Antacida (Medikamente zur Unterdrükkung der Magensäure)
Nahrungsquellen:	Weizenkeime, Hülsenfrüchte, Eier, Geflügel, Fisch, Leber, Innereien, Bierhefe, Schnittlauch
Überschüsse durch:	eisenreiches Wasser, Umwelteinflüsse, Proteinmangel, Resorptionsstörungen

Eisen hält uns wach

Eisen, in größeren Mengen in der Leber gespeichert, ist vor allem wichtig, um Hämoglobin (in den roten Blutkörperchen für den Sauerstofftransport verantwortlich) zu bilden.

Verliert der Mensch Blut, so verliert er auch Eisen. Deshalb leiden vor allem Frauen häufig unter Eisenmangel.

Da zum Aufbau und zur Erhaltung von Hämoglobin Kupfer, Vitamin C, Vitamin B_{12}, Folsäure und Cobalt notwendig sind, kann ein Eisenmangel auch durch einen Mangel an diesen Elementen hervorgerufen werden.

Leber, Gemüse und Vollkorngetreide gehören zu den stark eisenhaltigen Lebensmitteln. Bei Gemüse gilt die Regel: je dunkelgrüner, desto eisenhaltiger! Die beste eisenhaltige Gemüsemahlzeit ist jedoch nicht viel wert, wenn dazu Kaffee oder Tee getrunken wird, denn die Gerbstoffe in diesen Getränken verhindern eine Eisenaufnahme durch den Körper.

Wie bei vielen anderen Mineralien muß man auch bei Eisen die richtige Balance halten: Nicht nur zuwenig, sondern auch zuviel Eisen kann nachteilige Wirkungen auf den Körper haben.

Ein Eisenüberschuß im Körper (Hämochromatose) kann sogar noch schädlicher für die Gesundheit sein als ein Eisenmangel. Die Krankheit wird durch Eisenaufnahme über den Verdauungstrakt aus der Nahrung oder anderen Eisenquellen ausgelöst, die weit höher als normal ist. Der Grund für die überschießende Absorption ist unbekannt.

Das Eisen sammelt sich im Verlauf von 20 bis 40 Jahren allmählich in den Körperorganen an, bevor Symptome auftreten. Wenn die Menge sehr hoch ansteigt (20 bis 40 g), sind Organschäden die Folge.

Wird die Bauchspeicheldrüse geschädigt, entsteht oft Diabetes (Zuckerkrankheit). Die Hautfarbe kann sich zu einem dunklen Braun verändern, vermischt mit einem schmutzigen Grauton. Der Ausdruck »Bronze-Diabetes« war eine frühere Bezeichnung für die Hämochromatose.

Durch Schädigung der Leber kann eine Zirrhose entstehen. Eine Herzmuskelschädigung kann zu Herzversagen oder ernsten Herzrhythmusstörungen führen. Eisenablagerungen in den Gelenkkapseln können arthritische Beschwerden auslösen. Die Schädigung der Hoden führt oft zu Impotenz und Unfruchtbarkeit.

Bei Frauen ist die Wahrscheinlichkeit, eine Hämochromatose zu bekommen, wesentlich geringer als bei Männern. Dies ist vermutlich durch die Menstruationsblutung bedingt, die der Eisenüberlastung vorbeugt oder diese zu verlangsamen hilft. Nur selten treten bei Frauen die Beschwerden vor den Wechseljahren auf.

Bei Männern kann die Symptomatik der Hämochromatose im frühen Erwachsenenalter beginnen, da der Körper die Tendenz hat, Eisen zu behalten.

Ein Überschuß ist oft schwieriger zu behandeln als ein Zuwenig an Eisen.

Homöopathisch wird Ferrum (Eisen) als *Ferrum metallicum* (metalliges Eisen), als *Ferrum phosphoricum* (phosphorsaures Eisen) und als *Ferrum picrinicum* (picrinsaures Eisen) in den Verdünnungen D4 bis D12 und höher verabreicht.

Indikationen von Eisen sind: Anämie, Chlorose, Fluor albus, Migräne, akute und subakute Gastroenteritis, Pneumonie, Bronchopneumonie, fieberhafte Initialzustände (besonders bei Kindern), Muskel- und Gelenkrheumatismus, Prostatahypertrophie, Hepatopathie und nervöse Erschöpfung.

Ferrum metallicum in homöopathischer Dosis hat Bezug zum Blut (Hämoglobin), zu den Gefäßen, fibrösen Geweben der Muskeln und Gelenke, zum Magen- und Darmkanal sowie zu den Ovarien.

Die Leitsymptome sind:
1. Anämisch, chlorotischer Typ, blond, blaß, blaue Venenzeichnung.
2. Gefäßlabil wechselnd blaß und rot.
3. Große Schwäche und Anfälligkeit oft bei blühendem Aussehen.
4. Kopfkongestionen mit migräneartigen Zuständen, Klopfen und Pulsieren im Kopf bei rotem Gesicht und kalten Füßen.

5. Magenschmerzen, Erbrechen von unverdauten Mahlzeiten trotz Heißhungers.
6. Durchfall nach jedem Essen.
7. Reizblase mit unwillkürlichem Urinabgang.
8. Fiebrige Zustände, bronchitischer Husten, Dyspnoe und Brustverengung, oft auch blutstreifiger Auswurf.
9. Rheumatoide Schmerzen in allen Muskeln und Gelenken, besonders im Schultergürtel und im Gebiet des Musculus deltoideus.
10. Periodisches Auftreten der Beschwerden, Verschlimmerung in Ruhe, Besserung durch mäßige Bewegung.

Mittels einer Haar-Mineralanalyse kann ein Eisenmangel oder ein Überschuß im Gewebe festgestellt werden, bevor er sich als akute Blutarmut oder Hämochromatose zeigt. Niedrige Eisenwerte im Haar zeigen häufig eine subklinische Eisenmangelanämie an. Werden niedrige/hohe Eisenwerte bei Männern vorgefunden, sollte, bevor eine Therapie erfolgt, das Serumferritin im Blut bestimmt werden. Dieser Ferritinwert zeigt das Eisendepot in der Leber an.

F	**Fluor**
Giftig!	
Normaler Tagesbedarf:	umstritten
Therapeutische Dosis:	1 mg, aber umstritten
Körperfunktionen:	erhöhte Calciumverwertung
Therapeutische Anwendung bei:	schlechter Zahnentwicklung, erhöhter Kariesbereitschaft
Fördert die Aufnahme:	Calcium und Eisen
Hemmt die Aufnahme:	Magnesium
Quellen:	fluoriertes Wasser, Kariesprophylaxe in Tablettenform, Teesorten aus Argentinien und Georgien, Mineralwasser, Zahnpasta
Überschuß:	weiße Flecken, braune Flecken und Unebenheiten auf den Zähnen, Skelettveränderungen,

	neurologische Störungen, Hemmungen der Glykolyse, Enzymstörungen

Mit Fluor kariesfrei – aber vergiftet?

Es heißt, fast nichts sei so gut untersucht wie die Wirkung von Fluorid auf den menschlichen Körper. Tatsache ist aber, daß bei kaum einem lebensnotwendigen Stoff die Spanne zwischen dem erwünschten biologischen Effekt und der unerwünschten Nebenwirkung so gering ist wie beim Fluorid.

Die als optimal geltende Fluoridmenge von 1 mg/l Trinkwasser soll die Karieshäufigkeit um 50 bis 60 Prozent herabsetzen.

Bei Kindern, die seit Geburt optimal fluoridiertes Wasser tranken, stellte sich heraus, daß im Alter von 8 bis 16 Jahren 15,5 Prozent an Zahnfluorose litten. Zähne bekommen durch Fluorid pergamentpapierartige Flecken. Im fortgeschrittenen Stadium bilden sich bräunlich verfärbte Unebenheiten im Zahnschmelz.

Fluorüberschüsse werden im Körper gespeichert, hemmen viele Enzyme und wirken als Zellgift. Sie blockieren unter anderem die Glykolyse und bewirken, daß Eisen und Calcium durch Bildung schwerlöslicher Eisen- oder Calciumverbindungen nicht mehr richtig resorbiert werden.

Fluor wird über den Darm aufgenommen und über den Harn wieder ausgeschieden.

Wenn es zu einer größeren Anreicherung von Fluor kommt, zum Beispiel durch Einatmung von Fluor oder Aufnahme eines seiner Derivate (Flußsäure, Fluoride, Fluorosilikate) in den Verdauungstrakt, kann dies zu Schleimhautverätzungen, Übelkeit, blutig-schleimigem Erbrechen, blutigen Durchfällen, Lungenödem, auch zu Tetanie und in schweren Fällen zu Sehstörungen mit epileptischen Krämpfen, Kammerflimmern, Bewußtlosigkeit, Flüssigkeitsverlust mit Schock führen.

Eine chronische Fluorvergiftung kommt meist durch Inhalation zustande und äußert sich in Husten, Auswurf, Atemnot, Knochenschmerzen und Abmagerung.

Zu große Fluorüberlastungen treten in den Gebieten auf, die einen abnormal hohen Gehalt an Fluoriden im Trinkwasser haben.

Getreideerzeugnisse, Seefisch, schwarzer Tee, Trinkwasser enthalten Fluor in unterschiedlichen Mengen. Zahlreiche Nahrungsmittel und Zahnpasten sind künstlich fluoridiert, so daß heute eher ein Überschuß mit noch kaum vorhersehbaren Auswirkungen das Problem ist. Auf künstlich fluoridierte Produkte und die Einnahme von Fluortabletten sollte man daher konsequent verzichten.

In insgesamt 9 von 30 untersuchten Mineralwassern fand man mehr als 1 mg Fluorid pro Liter; in einem sogar 1,77 mg.

Die seit Mitte 1985 geltende neue Mineral- und Tafelwasserverordnung schreibt vor, daß Wasser mit einem Fluoridgehalt von über 5 mg/l einen Warnhinweis tragen muß.

Erkrankungen durch Fluor oder seine Verbindungen zählen zu den Berufskrankheiten. Sie sind in der Bundesrepublik Deutschland melde- und entschädigungspflichtige Erkrankungen, die im Rahmen der Unfallversicherung den Arbeitsunfällen gleichgestellt sind.

Die Haaranalyse stellt eine zuverlässige Methode zur Bestimmung der Fluorwerte im Körper dar.

Ge	**Germanium**
Normaler Tagesbedarf:	1–3 mg
Therapeutische Dosis:	60–240 mg
Funktionen:	Stimulation von Interferon, Aktivierung des Immunsystems, schmerzstillender Effekt
Therapeutische Anwendung bei:	Arthritis, Krebs, Leukämie, Chemotherapie, Strahlenschutz, Schwermetallvergiftungen (Cadmium, Blei, Quecksilber), Senilität, Asthma, Diabetes, Malaria, Altersosteoporose, Gastritis, Geschwüren, Herzkrankheiten, Kreislaufstörungen, Epilepsie, Grippe

Nahrungsquellen:	Knoblauch, Ginseng, Beinwell, Muscheln, Austern, Thunfisch, Pilz (Trametes cinnaburina), Naturreis
Überdosierung:	beeinträchtigt die Nierenfunktion

Organisches Germanium fängt Schwermetalle

Germanium spielte nur in der Elektronik wegen seiner Halbleitereigenschaften eine wichtige Rolle.

In den fünfziger Jahren hat der Japaner Dr. K. Asay weitreichende Untersuchungen mit aus Kohle extrahiertem Germanium eingeleitet. Dabei entdeckte er, daß Germanium in nahezu allen Lebensmitteln, Heilpflanzen und Heilwässern vorkommt. Germanium gelangt über den Dünndarm sehr schnell (innerhalb von drei Stunden) in die Blutbahn und wird von da aus rasch über den ganzen Organismus verteilt. Nach etwa zwölf Stunden wird der größte Teil über den Urin wieder ausgeschieden.

Europäische Kliniken setzen Germanium bei der Krebsbehandlung und zur Verhinderung von Krebs ein. Germanium ist in der Lage, die körpereigene Interferonbildung zu stimulieren und auch ein durch vorangegangene Maßnahmen (zum Beispiel Bestrahlungen) bereits geschädigtes Immunsystem zu aktivieren.

Interessanterweise bewirkt Germanium bei krankhaft veränderten roten Blutkörperchen innerhalb kurzer Zeit eine Wiederherstellung des Normalzustandes.

Es bindet Schwermetalle wie Blei, Quecksilber und Cadmium im Körper und eliminiert sie. Durch die Bindung der Wasserstoff-Ionen ermöglicht Germanium eine Erhöhung der Sauerstoffversorgung des Körpers. Dadurch sinkt die Blutviskosität, und das Gehirn und alle anderen Organe werden besser durchblutet.

Streß, Angst und Furcht können im Körper Sauerstoffmangel auslösen. Auch hier ist Germanium das Mittel der Wahl, aber nur dann, wenn es nachweislich im Körper fehlt.

Germanium eignet sich auch zur Pilz- und Mikrobenbekämpfung. Es hat sich gezeigt, daß es schon in recht geringen Konzentrationen (100 µg/ml) das Wachstum vieler Pilze, einschließlich Candida albicans, eines wuchernden, soorverursachenden Hefeorganismus, unterdrückt. Hefeinfektionen werden durch eine Störung im Gleichgewicht der mikrobiellen Flora des Körpers, zum Beispiel nach einer Antibiotikatherapie, ausgelöst.

Germanium setzt die Schmerzschwelle herab, indem die Fermente, die die eigenen, vom Körper gebildeten »Schmerzkiller« abbauen, in ihrer Wirkung behindert werden. Gute Erfahrungen wurden diesbezüglich vor allem in der Arthritis- und Krebstherapie gemacht.

Auch bei Altersosteoporose (Schwund der Knochenmasse), die durch häufige Brüchigkeit der Knochen gekennzeichnet ist, wurde Germanium als therapeutisch wirksam erkannt. Der Knochen besteht hauptsächlich aus Collagen, Calcium und Phosphat und befindet sich in einem ständigen dynamischen Zustand konstanter Resorption und Formation. Die Knochenmasse steht in Wechselbeziehung zum Blutgehalt der Hormone (Östradiol, Testosteron und aktivem Cholecalziferol [Vitamin D_3]) und in umgekehrtem Verhältnis zum Parathormon.

Man fand heraus, daß durch Gaben von organischem Germanium der Schwund der Knochenmasse unterbunden wurde, da Germanium den PTH-Gehalt (Parathormongehalt) im Blutserum reduziert. Es fördert die Sauerstoffversorgung des Körpers und ist gleichzeitig ein wirksames Antioxidans.

Organisches Germanium schützt vor Kohlenstoffmonoxid-Asphyxie, Schlaganfall und der Raynaud-Krankheit. Bei der Einnahme von organischem Germanium in therapeutischer Dosierung wird häufig ein Gefühl der Wärme und ein Prickeln verspürt. Dies ist auf die vermehrte Sauerstoffaufnahme zurückzuführen.

Organisches Germanium leistet bei einer Sauerstoffbehandlung, zum Beispiel bei multipler Sklerose und anderen degenerativen Erkrankungen, durch eine Erhöhung der Sauerstoffaufnahme gute Dienste.

Haar-Germaniumwerte spiegeln gut Gewebewerte wider.

J	**Jod**
Normaler Tagesbedarf:	Erwachsene 150–300 µg, Kinder 100 µg, Schwangere 200 µg
Therapeutische Dosis:	bis zu 1 g
Körperfunktion:	Bestandteil der Schilddrüsenhormone Thyroxin, Trijodthyronin

Therapeutische Anwendung bei:	Kropf, verlangsamter geistiger Reaktionsfähigkeit, trockenem, brüchigem Haar, trockener Haut, Neigung zu Fettleibigkeit, gestörtem Körperwachstum
Nahrungsquellen:	jodiertes Kochsalz, Seefisch, Schalentiere, Äpfel, Obst, Spinat
Überschüsse verursachen:	Akne, Nesselsucht, Nervosität, Schilddrüsenüberfunktion, Basedowsche Krankheit und Hautentzündungen

Jodmangel läßt den Kropf wachsen

Jod, Bestandteil der Schilddrüsenhormone Thyroxin und Trijodthyronin, ist als Spurenelement lebensnotwendig für den menschlichen Organismus. Eine normale Funktion der Schilddrüse ist von einer ausreichenden Jodzufuhr durch die Nahrung abhängig. Bei Jodmangel versucht die Schilddrüse, dieses Defizit durch eine krankhafte Vergrößerung auszugleichen. Jodarme Ernährung führt deshalb zur Kropfbildung.

Da der Schilddrüse aus Lebensmitteln ständig Jod geliefert werden muß, ist Jodmangel in den meisten Fällen eine ernährungsbedingte Gesundheitsstörung.

Der Körper eines gesunden Erwachsenen enthält 10 bis 20 mg Jod, 70 bis 80 Prozent davon sind in der Schilddrüse konzentriert. Von dem aus der Nahrung aufgenommenen Jod gelangen etwa 30 bis 50 Prozent in die Schilddrüse. 50 bis 70 Prozent werden dann unmittelbar im Harn wieder ausgeschieden.

Die Bundesrepublik Deutschland ist, wie auch die Alpenländer, ein Jodmangelgebiet. Es verwundert daher nicht, daß Schilddrüsenfunktionsstörungen die häufigsten hormonell bedingten Krankheiten in Deutschland sind. Jeder siebente ist davon betroffen.

Der Jodgehalt der Nahrungsmittel und des Trinkwassers ist abhängig vom Jodgehalt des Bodens. Was das Wasser angeht, so besteht ein Gefälle von Meerwasser, mit relativ viel Jod, über Mineralwasser zu Regen-, Fluß- und Trinkwasser (wenig Jod). Durch erhöhten Verzehr von Seefisch ließe sich also die Diskrepanz zwischen notwendiger und tatsächlicher Jodzufuhr überwinden. In Bayern fanden die Ärzte achtmal so häufig Schilddrüsenvergrößerungen wie in Schleswig-Holstein und Hamburg, deren Bewohner oft Fisch essen.

Als Gegenden mit dem größten Jodmangel gelten Hannover, Tübingen, Würzburg und Freiburg. Eine Seefischmahlzeit pro Woche sichert eine ausreichende Jodzufuhr. Zur Vorbeugung gegen die Folgen einer Schilddrüsenunterfunktion (Kropf) wird die Verwendung von Jodsalz (normales Kochsalz) mit Zusatz von Jodid empfohlen.

Natürlich muß auch jodiertes Kochsalz vernünftig dosiert werden. Das gesundheitliche Risiko durch die Kochsalzjodierung ist äußerst gering. Eine Gefährdung besteht allenfalls durch massive Jodgaben (mehr als 500 µg pro Tag), wobei es unter Umständen zu einer sogenannten Jod-Basedow-Schilddrüsenüberfunktion kommen kann.

Im Durchschnittshaushalt werden den Speisen täglich etwa 3 g Kochsalz hinzugefügt, was einer Jodaufnahme von 60 µg entspricht. Der Nutzen einer Kochsalzjodierung überwiegt also die Risiken bei weitem.

Jod wird medizinisch sehr vielseitig verwendet, denn es hat eine antiseptische und bakterizide Wirkung (Tinkturen, Lösungen). Für diagnostische Zwecke wird es als Röntgenkontrastmittel für Gefäßuntersuchungen eingesetzt. Jod^{131} als Beta- und Gammastrahler zur Untersuchung der Funktion der Schilddrüse.

Homöopathisch wird Jod als Konstitutionsmittel in der Verdünnung D6 bis D30 und höher verwendet.

Die Indikationen sind: Lymphdrüsenschwellungen, Tubenkatarrh, Ozaena, Laryngitis, Rhinitis, Husten, Hyperthyreose, Thyreotoxikose, Pankreasinsuffizienz, Cholezystopathie, Cholelithiasis, chronische Diarrhö, chronische Entzündung der Schleimhäute, Ulcus ventriculi und duodeni, Asthma, Bronchitis, Pleuritis, Pseudo-Krupp, Milzschwellung, Coronar- und Aortensklerose, arteriosklerotische Hypertonie, Prostatahypertrophie, Menorrhagie, Adnexitis, Tendovaginitis, Gicht, Akne und Furunkulose.

Die Leitsymptome sind:
1. Rasche Abmagerung trotz guten Appetits
2. großer Durst

3. überreiztes Nervensystem mit großer Unruhe und Angst, mit Bewegungsdrang und Geschäftigkeit
4. ständiges Frieren und Frösteln, kalte Haut mit kaltem Schweiß
5. Schwellung der Lymphdrüsen und Schilddrüse
6. Katarrhe aller Schleimhäute mit wundmachender Sekretion
7. Besserung des Befindens durch Essen.

Die Haaranalyse ist bei der Bestimmung des Jods mit einer ICP-MS-Anlage als gut zu beurteilen, aber mit anderen Meßgeräten als schlecht. Hier ist eine Bestimmung im Blut vorzuziehen.

K	**Kalium**
Normaler Tagesbedarf:	Erwachsene 3–4 g, Kinder je nach Alter 0,3–3,0 g
Therapeutische Dosis:	Erwachsene 2–6 g, Kinder 1–3 g je nach Alter
Körperfunktionen:	wichtig für Herz-, Muskel- und Nierenfunktion, für die Biosynthese von Eiweiß, den Säure-Basen-Haushalt, für die Aufrechterhaltung des osmotischen Druckes sowie für Nervimpulsübertragung und Muskelkontraktion
Therapeutische Anwendung bei:	Akne, trockener Haut, Verstopfung, Schlaflosigkeit, Nervosität, Herzrhythmusstörungen, Zuckerkrankheit, hohem Blutdruck, Kopfschmerz, Durchfall/Erbrechen, Ödemen, Muskelschwäche, Übelkeit, Kreislaufschwäche, Leistungsschwäche
Fördert die Aufnahme:	Vitamin B_6, Natrium, Magnesium
Hemmt die Aufnahme:	Alkohol, Kaffee, Abführmittel, Entwässerungsmittel,

	Cortisongaben, Streß, hohe Salz- und Zuckerzufuhr
Nahrungsquellen:	Datteln, Feigen, Sultaninen, Pfirsiche, Aprikosen, Bananen, Kartoffeln, Erdnüsse, Milch, Käse
Überschüsse durch:	Nierenerkrankungen, diabetische Acidose, Nebennierenerkrankungen. Ein hoher Kaliumspiegel kann auch einen Mangel anzeigen.

Kalium bringt Sie in Schwung

Neben Calcium und Phosphor ist Kalium das häufigste Element im menschlichen Organismus. Im ganzen enthält unser Körper etwa 140 Gramm Kalium, 98 Prozent davon befinden sich innerhalb der Körperzellen.

Mit dem Natrium (Salz) zusammen reguliert Kalium den Säurehaushalt des Blutes, den Wasserhaushalt des Körpers und zusammen mit Natrium und Chlor den osmotischen Druck (Gewebespannung) der Körperflüssigkeit.

Kalium wirkt somit entwässernd. Es aktiviert auch zahlreiche Enzyme, vor allem im Kohlehydratstoffwechsel. Kalium steuert die Körperelektrizität, reguliert den Flüssigkeitshaushalt und ist notwendig für die Weiterleitung der Nervenreize.

Kaliummangel führt zu Schwäche in Armen und Beinen oder zu Krämpfen, unter denen vor allem Sportler häufig leiden. Denn beim Schwitzen verliert der Sportler bis zu 30 Prozent seines Körperkaliums. Dabei wird die Muskulatur immer träger. Eine optimale Leistung ist nicht mehr gewährleistet. Die inneren Organe reagieren mit niedrigem Blutdruck, Kreislaufschwäche, Verstopfung und Störungen der Nierentätigkeit.

Kaliummangel kann, außer durch mangelhafte Ernährung, auch durch Medikamente entstehen. Mittel gegen Bluthochdruck, zur Förderung der Harnausscheidung und vor allem Abführmittel sind regelrechte »Kaliumräuber«.

Wer regelmäßig Abführmittel verwendet, gerät in einen Teufelskreis: Durch das Abführen wird Kalium aus dem Darm geschwemmt. Der so entstandene Kaliummangel im Darm bewirkt eine weitere Erschlaffung der Darmmuskeln. Dies führt zu Verstopfung, die dann wieder mit Abführmitteln bekämpft wird. Auch Cortisonpräparate verringern die Kaliumaufnahme.

3 bis 4 g Kalium braucht der Körper täglich. Bei starker körperlicher Belastung, wie beim Leistungssport, sogar bis zu 10 g.

Kalium wird hauptsächlich im Dünndarm aufgenommen und über die Nieren zu 90 Prozent wieder ausgeschieden. Daher besteht bei Nierenkranken sehr oft die Gefahr von Kaliummangel. Es ist vor allem in Obst, besonders Bananen, Gemüse, Kartoffeln, Fleisch, Milch und Käse enthalten.

Homöopathisch wird Kalium als *Kaliumbichromicum* und *Kaliumdichromat* verabreicht.

Man benutzt meist die Verdünnungen D4 bis D12.

Die Indikationen sind: Sinusitis, Geschwüre, Conjunctivitis, Blepharitis, Keratitis, Otitis media, chronische Tonsillitis, Nasopharyngitis sicca, Ozaena, chronische Säufergastritis, Ulcus ventriculi und duodeni, chronische Bronchitis, Bronchiektasen, Keuchhusten, Kopfneuralgien, Stomatitis ulcerosa, Aphthen, Colitis, Diarrhö, chronischer Gelenkrheumatismus, Ischialgie, Lumbago und punktuelle Schmerzen.

Die Leitsymptome sind:

1. Zähe, fadenziehende Absonderungen aller Schleimhäute
2. Geschwüre auf Haut und Schleimhäuten wie ausgestanzt
3. Bildung von Pseudomembranen
4. große Empfindlichkeit gegen Kälte
5. Schmerzen auf einen kleinen Fleck begrenzt
6. Schmerzen wechseln schnell den Ort
7. Wechsel zwischen gastritischen und rheumatischen Beschwerden
8. Druck und Schmerz an der Nasenwurzel.

Haar-Kaliumwerte spiegeln gut Gewebewerte wider.

Cu	**Kupfer**
Normaler Tagesbedarf:	Erwachsene 1–2 mg, Kinder 2–3 mg
Therapeutische Dosis:	2–4 mg
Körperfunktionen:	Bestandteil zahlreicher Enzyme, Blutbildung, beeinflußt die Psyche, Haut- und Haarfarbe, Wundheilung und Entzündungshemmung
Therapeutische Anwendung bei:	Blutarmut, zuwenig weißen Blutkörperchen, Hautentzündung, Depigmentierung der Haare und Haut, Kräuselung der Haare, Kahlheit, neurologischen/psychischen Abweichungen, Skelettveränderungen, Wachstumsstörungen, Abwehrschwäche bei allen entzündlichen Prozessen, Autoimmunkrankheiten, Rheuma, Krebs und erhöhtem Cholesterin, Geriatrie
Fördert die Aufnahme:	Cobalt, Eisen, Zink, Molybdän, Vitamin A
Hemmt die Aufnahme:	Mangan, Cadmium, hohe Aufnahme von Zink, hohe Aufnahme von Vitamin C, orale Verhütungsmittel, Cortisonpräparate

Nahrungsquellen:	Hülsenfrüchte, Nüsse, Rosinen, Avocado, Fisch, Innereien, Schalentiere und Kakao
Überschüsse durch:	Wasserrohre aus Kupfer, niedrigen Zinkspiegel, sehr kupferhaltige Nahrung

Kupfer verändert Haut und Haare

Bereits die alten Ägypter wußten um die Wichtigkeit des Kupfers. »Grünspan« und Malachit sowie Kupferschlacke, vermischt mit Öl oder Kalk, wurden eingesetzt, um Augenkrankheiten und Genitalgeschwüre zu behandeln. Sowohl die griechisch-römischen Ärzte als auch die Araber hielten Kupfer für ein Medikament gegen Infektionskrankheiten und verordneten es auch innerlich. Eine noch größere Bedeutung erfuhr die Kupfertherapie durch Paracelsus. Er verwendete Kupfer erstmals erfolgreich bei Geisteskrankheiten, bei Fallsucht und bei Hysterie. Auch Syphilis und Lungenkrankheiten behandelte er damit.

Normalerweise nehmen wir Kupfer über die Nahrungskette auf. Vom erwachsenen Menschen werden aber nur etwa 5 Prozent des mit der Nahrung angebotenen Kupfers im Darm resorbiert. Eine überhöhte Zufuhr wird wieder ausgeschieden.

Bei der Aufnahme spielt die Magensalzsäure eine ähnliche Rolle wie beim Eisen. Die normale Tagesmenge beträgt 2 bis 4 mg/Tag, wobei der kindliche Organismus mehr braucht. Deshalb ist auch die Kupferresorption aus der Nahrung bei Kindern gesteigert.

Kupfer kann auch über die Haut aufgenommen werden. Diese Aufnahme steigt an, je mehr eine Haut geschädigt ist. So kann sie sich bei einem Ekzem auf das 60- bis 70fache der Norm steigern.

Hauptdepot sind Leber und Milz. Eine kleine Speicherung findet auch im Knochen (vor allem im roten Knochenmark), in der Niere sowie in der Brustdrüse statt.

Die Ausscheidung erfolgt über die Leber, das heißt zu 98 Prozent über die Gallenflüssigkeit. Der Rest geht über die Nieren verloren.

Kupfer hat auch eine Wirkung auf das Bindegewebe. Denn es beeinflußt die Bildung von Elastin zu einem Stoff, der zu einer faltenfreieren Haut verhilft.

Auch auf das Haar hat Kupfer Einfluß. Kupfermangel verändert die chemische und physikalische Struktur des Haares. Das Haar verliert die Farbe und wird kraus. Im Extremfall wirkt sich ein Kupfermangel als Haarausfall aus.

Kupfer wird zusammen mit Eisen und Cobalt zur Blutbildung benötigt. Es wirkt dabei als Katalysator, das heißt, es bringt einen Stoffwechselvorgang ins Rollen, nimmt aber nicht daran teil. Kupfer ist außerdem unerläßlich zum Aufbau der körpereigenen Abwehrkräfte. Antikörper, die sich mit den Krankheitserregern auseinandersetzen, besitzen alle einen Kupferkern.

Da Kupfer in der Nahrung und im Wasser sehr verbreitet ist, ist ein Mangel aufgrund kupferarmer Nahrung unwahrscheinlich.

Ein Überschuß an Zink kann jedoch Kupfermangel verursachen, da Zink die Kupferaufnahme hemmt.

Erste Anzeichen von Kupfermangel sind die Abnahme der Zahl der weißen Blutkörperchen und ein Verlust an Calcium in den Knochen. Am ehesten leiden schlecht ernährte Kinder darunter.

Auch bei Rheuma spielt Kupfer eine Rolle. Aus Knochenanalysen bei chronischer Polyarthritis wissen wir, daß Kupfer vor allem in der Knochenhaut fehlt.

Gleichzeitig jedoch zeigt eine Blutanalyse die Erhöhung der Kupferwerte an.

Besonders eindrucksvoll waren die Analysen der Knochenproben bei Rheumapatienten. Diese wiesen eine starke Verminderung der Mineralstoffe Calcium, Magnesium, Eisen, Kupfer und Zink auf. Die Kupferwerte waren meist um die Hälfte erniedrigt. Da Kupfer entzündungshemmende Wirkung hat, macht sich ein Mangel gerade bei Rheumapatienten, die in einem akuten Schub sind, durch vermehrte Entzündung bemerkbar.

In Haar-Mineralanalysen tauchen niedrige Kupferwerte relativ häufig auf. Dies ist auf unterschwellige Anämien (Blutarmut), Zinküberschuß oder hohe Cadmiumwerte zurückzuführen. Kupfermangel kann auch die Folge von Durchfall bei Kleinkindern sein. Man findet ihn nicht selten bei Kindern, die ausschließlich mit Kuhmilch ernährt werden.

Homöopathisch wird Kupfer als *Cuprum metallicum, Cuprum aceticum, Cuprum arsenicosum* in den Dilutionen D3 bis D12 und höher verabreicht.

Es hat Bezug zum zentralen Nervensystem, den Bronchien, der glatten und quergestreiften Muskulatur sowie zum Magen-Darm-Kanal.

Haar-Kupferwerte korrespondieren direkt mit den Kupferwerten der Leber und stehen im krassen Gegensatz zu den Blutkupferwerten. Somit ist bei der Kupferanalyse die Haaranalyse vorzuziehen.

Li	**Lithium**
Normaler Tagesbedarf:	unbekannt
Therapeutische Dosis:	0,4 mVal/Tag, 0,2 mVal für Immunkrankheiten wie Krebs (Val = Grammäquivalent)
Körperfunktionen:	Enzymhemmung und -aktivierung, Beeinflussung von Hormonen
Therapeutische Anwendung bei:	manisch depressiven Erkrankungen, Immunkrankheiten wie Krebs
Hemmt die Aufnahme:	Lithium hemmt die Aufnahme von Kalium, Natrium und Magnesium und steigert die Aufnahme von Calcium
Nahrungsquellen:	in Spuren in fast allen Lebensmitteln
Überschüsse:	Alkaliindustrie, Herstellung von Gummi, Lithiumbatterien und durch Medikamente

Lithium – giftig oder hilfreich?

Lithium ist das leichteste aller metallischen Elemente. Lithiumverbindungen kommen in der Industrie vielschichtig zur Anwendung (zum Beispiel in der Raumfahrtindustrie, zur Herstellung von Gummi, Batterien, Photomaterialien, Röntgenfilmen).

Obgleich lithiumabhängige, physiologische und biochemische Funktionen bisher nicht bekannt geworden sind, konnte andererseits nachgewiesen werden, daß Lithium in verschiedene biochemische Prozesse eingeschleust werden kann. So werden Enzyme, durch Kalium aktiviert, durch Lithium gehemmt. Ebenfalls werden die Aktionen von Calcium und Magnesium antagonistisch beeinflußt.

Seit 1949 werden Lithiumsalze in der Psychiatrie in größerem Umfang genutzt. Mit zunehmender Anwendung wurden jedoch zahlreiche Nebenwirkungen einschließlich Lithiumvergiftungen beobachtet.

In der Anfangsphase der Lithiumgaben können folgende Nebenwirkungen auftreten: Durchfälle, feinschlägiges Zittern, vermehrtes Wasserlassen, Schweregefühl der Muskulatur, vorübergehende Benommenheit, gelegentliche ruckartige Armbewegungen.

Diese Nebenwirkungen können, trotz Fortsetzung der Therapie, völlig zurückgehen. Sie sind wahrscheinlich Folge der steilen Anflutung von Lithium in den Körper. Weitere seltene Nebenwirkungen sind Akne, Psoriasis, allergische Hautreaktionen, verminderter Muskeltonus, Libido- und Potenzverminderung. In etwa 5 Prozent der Fälle kommt es zur Ausbildung eines Kropfes sowie eines Myxödems.

Eine Lithiumvergiftung manifestiert sich als Hypertension und Nierenschädigung. Symptome bei Serumwerten von 2 bis 2,5 mVal/l sind Müdigkeit, Übelkeit, Erbrechen, Bauch- und Muskelschmerzen, Quincke-Ödem, fein- später grobschlägiger Tremor und verwaschene Sprache, bei 4 bis 6 mVal/l Muskelhypertrophie, Bewußtseinsstörungen und epileptische Anfälle.

Möglicherweise blockiert Lithium die Jodabgabe aus der Schilddrüse. Aus diesem Grunde wird es auch bei thyreotoxischer Krise sowie therapieresistenter jodindizierter Schilddrüsenüberfunktion verabreicht.

Der Wirkmechanismus von Lithium bei psychischen Erkrankungen ist noch weitgehend unklar. Bei einer Gabe von 4 bis 6 mVal/l kommt es öfter zu Muskelhypertonie, Bewußtseinsstörung, epileptischen Krampfanfällen und zentralen Ausfallerscheinungen.

Lithium[6] reichert sich in Bierhefe an.

Homöopathisch wird Lithium als *Lithium carbonicum* in den Verdünnungen D2 bis D12 verwendet. Es hat Wirkung auf das zentrale Nervensystem.

Die Haaranalyse zur Bestimmung von Lithiumwerten ist eine zuverlässige Analyse, um Lithiumwerte des Körpers darzustellen.

Mg	**Magnesium**
Normaler Tagesbedarf:	Erwachsene 300–700 mg, Kinder unter 10 Jahren 150 mg, Kinder über 10 Jahren 200 – 300 mg
Therapeutische Dosis:	300–700 mg
Mangelsymptome:	anfallsweiser Schwindel,

Am zentralen Nervensystem:	Kopfdruck, Benommenheit, Gefühl eines Ringes um den Kopf, Gehunsicherheit, Fallneigung, Angstzustände, Tetanie, Depressionen, Hyperreflexie
Am Herz:	Tachycardie (zu schneller Herzschlag), Stenocardie (Herzschmerzen) mit ausstrahlendem Schmerz in den linken Arm, Herzdruck, Extrasystolie (außerhalb des Rhythmus auftretende Herzschläge), Verkalkung der Herzmuskulatur, Herzkranzgefäßschmerzen, Pseudo-Angina pectoris, Hypotonie (Blutunterdruck)
Am Muskel:	Parästhesien der Extremitäten (Ameisenlaufen in Armen und Beinen), Waden-, Nacken-, Rückenmuskelkrämpfe, Magen- und Darmkrämpfe, Hinterkopfschmerz, Schneuz- und Kaukrämpfe
Therapeutische Anwendung bei:	Abmagerungskuren, Alkoholismus, Allergien, Auto-Immunerkrankungen, Bluthochdruck, Brüchigkeit der Fingernägel, Darmstörungen wie Durchfall, Dys- und Hypomenorrhö, Menstruationsbeschwerden, Diabetes (Zuckerkrankheit), Infektionen, Kachexie (Abmagerung), Krebserkrankungen, Lebererkrankungen, Migräne, Nierenleiden, nächtliche Wadenkrämpfe, Osteoporose (Knochenentkalkung), Polyneuropathie,

	Streßsituationen, Schilddrüsenerkrankungen und Nebennieren-Funktionsstörungen und bei großflächigen Verbrennungen
Fördert die Aufnahme:	Vitamin B_1, B_6, C, D (Vitamin D steigert die Darmaufnahme, aber auch die Ausscheidung im Harn), Vitamin E
Hemmt die Aufnahme:	Calciumüberschuß, Phosphat, Art und Menge der Fettzufuhr (nicht mehr als 70 g pro Tag), eine zu eiweißreiche Ernährung (über 90 g Eiweiß bei 70 kg Körpergewicht), übermäßiger Kaffeegenuß (mehr als 2 Tassen pro Tag), Antibiotika, Medikamente bei der Tumorbehandlung, Abführmittelmißbrauch, Schwermetalle, Alkohol
Nahrungsquellen:	Kakao, Weizenkeime, unpolierter Reis, Nüsse, grüne Gemüse, Fisch
Überschüsse durch:	Umwelteinflüsse, Niereninsuffizienz, endogene Erkrankungen (Schilddrüsen-Unterfunktion, Morbus Cushing, Gelbsucht
Therapie bei Überschuß:	verringerte diätische Zufuhr an Magnesium sowie eine überhöhte Calciumzufuhr. Ein Überschuß kommt bei einer oralen Einnahme von Magnesium praktisch nicht vor.
Bedeutung der Haar-Mg-Werte:	sowohl sehr hohe als auch niedrige Mg-Werte können Reflexion eines Mg-Mangels sein. Dieser wurde entweder durch eine mangelnde Diät oder Resorptionsstörungen hervorgerufen. Ist das Calcium-Magnesium-Verhält-

nis normal, sind erhöhte Mg-Werte meist durch Knochenverlust und nicht durch eine erhöhte Diätzufuhr zu erklären. Dies bedeutet Magnesiummangel.
Betroffen sind hier Magnesiumwerte über 200 ppm (parts per million).

Magnesium hält Sie im Gleichgewicht

Erst in den letzten Jahren wurde die Bedeutung des Magnesiums als lebenswichtiges Element erkannt. Magnesium ist an zahlreichen Stoffwechselfunktionen beteiligt. Es kommt in fast allen Zellen vor und aktiviert über 300 Enzyme. Da Magnesium die Erregbarkeit des vegetativen Nervensystems reguliert, zeigt sich ein Mangel vor allem in vielen Symptomen der »vegetativen Dystonie«.

Magnesium ist der Calciumantagonist (Calciumgegenspieler) der Natur mit allen entscheidenden Vorteilen eines in der Natur entwickelten Mechanismus. Wegen dieses Calciumantagonismus bei der enteralen Resorption sollte bei der Therapie von Mangelzuständen keine gleichzeitige Einnahme von Calcium erfolgen oder Magnesium mit calciumreicher Kost (Milch, Butter, Eier, Käse) eingenommen werden.

Bei jeder achten internen Krankheit liegt Magnesiummangel vor

Der tägliche Magnesiumbedarf des Menschen ist von vielen Faktoren, wie Alter, Geschlecht, Schwangerschaft und Wachstumsphasen, beruflicher Tätigkeit, Sportarten, Ernährungsgewohnheiten, Medikamenten, abhängig. Der Magnesiumgehalt im Organismus beträgt für einen etwa 70 Kilogramm schweren Menschen ungefähr 24 Gramm. Damit nimmt Magnesium eine Mittelstellung zwischen den Elementen Calcium, Natrium und Kalium und den Spurenelementen ein.

Etwa 50 bis 60 Prozent des Körpermagnesiums sind in den Knochen gebunden. Weichteile, Muskulatur und Leber enthalten den Rest. Fett ist nahezu magnesiumfrei. Im Plasma finden sich nur etwa 0,3 Prozent des Gesamtmagnesiumbestandes des Organismus.

Die Aufnahme erfolgt hauptsächlich über den Dünndarm. Bei einer physiologischen Aufnahme wird der größte Teil später dann wieder über den Darm und ein Drittel über die Nieren ausgeschieden. Ein weiterer nicht zu unterschätzender Teil geht über die Schweißsekretion verloren.

Sportler verlieren bis zum Erreichen ihres individuellen Hochleistungstrainingsniveaus relativ mehr Magnesium über die Schweißdrüsen als Nichtsportler. Nach Erlangung einer bestimmten Leistungshöhe läßt sich dann aber ein magnesiumsparender Effekt verzeichnen.

Streß stiehlt Magnesium

Die häufigsten Ursachen von Magnesiummangel sind Magen-Darm-Funktionsstörungen und Streß. Haaranalysen von Alkoholikern zeigen fast durchweg einen Magnesiummangel an. Bei Streß wird mehr Magnesium verbraucht, und oft bewirkt der dadurch entstehende Mangel an Magnesium seinerseits wieder höhere Gereiztheit und Aggressivität. Ein Teufelskreis also, den man aber durch genügend Magnesiumeinnahme durchbrechen kann.

Leistungssportler: Zelluntergang durch Magnesiummangel

Wer seine Magnesiumvorräte ausplündert, gefährdet Nerven, Muskeln und Herz. Aber auch der Umkehrschluß gilt: Eine regelmäßige Versorgung mit Magnesium ist die wichtigste Voraussetzung für richtiges Training und Leistungsfähigkeit eines Sportlers.

Eine ungestörte Magnesiumversorgung der rund 60 Billionen Körperzellen, insbesondere der Muskelzellen, garantiert Ausdauer und Aktivität, trotz übermäßiger Belastung.

Sportler brauchen aus zweierlei Gründen mehr Magnesium: Einmal hat das Bioelement eine eminent wichtige Schlüsselfunktion beim Aufbau von Eiweiß und bei der Aktivierung des Energiehaushaltes. Zum anderen erhöht sich der Bedarf des Sportlers wegen seiner Schweißverluste.

Magnesiummangel – ein ökologisches Problem

Trotz der häufigen Verbreitung von Magnesium in der Erdkruste und im Meerwasser können sich unter ungünstigen Umweltbedingungen Magnesiummangelzustände ausbilden. Dies betrifft vor allem verschiedene Wassersorten.

Weiches Wasser enthält häufig nur 2,5 mg/l Magnesium, hartes bis zu 30 mg/l. Somit herrscht in Gegenden mit weichem Wasser für die Bevölkerung oft Magnesiummangel.

Diabetes mellitus (Zuckerkrankheit) und Magnesiummangel

Bei der diabetischen Stoffwechsellage kommt es, bedingt durch erhöhte Zuckerwerte, zu einer osmotischen übermäßigen Wasserausschwemmung durch den Körper und damit zu erheblichen Magnesiumverlusten. Dies führt bei Zuckerkranken zu magnesiumspezifischen Krankheitserscheinungen wie Depressionen, Irritationen, Zittern und Muskelschwäche.

Magnesiummangel und Nierenerkrankungen

Bei Erkrankung der Nieren kann die Mg-Bilanz nicht aufrechterhalten werden. Einige chronische Nierenerkrankungen ziehen neben Eiweißverlust auch Magnesiummangel nach sich. Antibiotika und Chemotherapie führen zum Verlust von Magnesium über die Nieren.

Mit fortschreitender Niereninsuffizienz (mit Kreatininwerten über 6 mg) wird Magnesium nicht mehr über die Nieren ausgeschieden.

In Verbindung mit Vitamin-D-Gaben steigert sich die Magnesiumaufnahme zu sehr, und die Niere kann noch mehr geschädigt werden. Entwässerungsmittel dagegen führen, bedingt durch die starke Entwässerung des Körpers, immer zu Magnesiummangel.

Magnesium im Kindesalter

Magnesium ist essentiell für das Wachstum des Organismus. Ein Mangel ist im Säuglingsalter häufig, da die Zufuhr oft im Grenzbereich des Bedarfs liegt und die Reserven gering sind. Krämpfe, Nervosität, gesteigerte Sehnenreflexe und erhöhter Muskeltonus sind die Folge; beim etwas älteren Kind Irritierbarkeit, Psychosen und Ticks. Mancher epileptische Anfall stellt sich als Magnesiummangel heraus.

Magnesium, die Nierensteinprophylaxe

Calciumoxalatsteine machen etwa zwei Drittel aller Nierensteine aus. Sie entstehen durch ein Mißverhältnis zwischen Übersättigung des Harns mit Calcium, bei gleichzeitigem Mangel an dessen Gegenspieler, dem Magnesium.

Magnesium hemmt die Bildung von Oxalatsteinen einmal durch bessere Löslichkeit des Magnesiumoxalats gegenüber dem Calciumoxalat, andererseits aber auch durch Einschränkung der Oxalatbildung im Stoffwechsel. Magnesiumphosphat ist besser löslich als Calciumphosphat.

Magnesium und Herzinfarkt

Die Hälfte aller Infarkte entstehen durch einen thrombotischen Verschluß der Herzkranzgefäße. Magnesium ist für den Ablauf der Gerinnungsvorgänge des Blutes ebenso notwendig wie Calcium.

Es hemmt durch Verdrängung des Calciums die Blutgerinnung und das Zusammenklumpen der Blutplättchen. Im Wechselspiel mit Calcium ist es an der Regulation der Kapillardurchlässigkeit beteiligt. Die Verlängerung der Gerinnungszeit erhöht sich durch Magnesiumgaben. Somit ist Magnesium das »physiologische Antithrombotikum«, zur Thrombosevorbeugung geeignet. Magnesiumgaben senken auch den Cholesterinspiegel und beugen somit der Arteriosklerose (Verkalkung) vor.

Magnesiummangel spielt bei Gefäßspasmen, die sowohl zentral (Gehirn), peripher (Arm- und Beinmuskulatur) als auch coronar (Herz) auftreten können, eine wichtige Rolle.

Durchblutungsstörungen reagieren deshalb erstaunlich gut auf Magnesium.

Auch bei der Schilddrüsenüberfunktion finden sich des öfteren Mängel im Magnesiumhaushalt.

Durch Gaben von Magnesium senkt sich die Pulsfrequenz wieder auf ein normales Maß, und auch die abnorme geistige und seelische Spannung beruhigt sich wieder.

Ein Zuviel an Magnesium

Eine Überdosierung von Magnesium ist nicht ungefährlich und kann zu Lähmungserscheinungen führen. Anzeichen dafür sind Übelkeit, Erbrechen, depressive Verstimmungen, allgemeine Muskelschwäche und Aufhebung der tiefen Sehnenreflexe. Der Blutdruck fällt ab. Die Patienten können bei sehr hoher Hypermagnesiämie ins Koma fallen.

Im fortgeschrittenen Stadium einer Niereninsuffizienz sind Magnesiumgaben kontraindiziert.

Der Mineralstoff Magnesium ist ein stark wirksamer Stoff. Er kann aber auch toxisch (bei Überdosierung giftig) sein.

Bedeutung der Haar-Magnesiumwerte:

Spektroskopische Haarmessungen können Magnesiumgewebewerte genau analysieren. Man muß jedoch dabei beachten, daß sowohl hohe als auch niedrige Magnesiumwerte als Magnesiummangel zu verstehen sind.

Sind die Calcium- und Magnesiumwerte erhöht und stehen im normalen Verhältnis, wurden diese Mineralien dem Knochenbau entzogen und aufgrund vorhandener Aufnahmestörungen im Haar abgelagert.

Homöopathisch wird Magnesium als *Magnesium carbonicum* (Magnesiumcarbonat) in der Verdünnung D3 bis D12 und höher verabreicht.

Auch Magnesium ist ein Konstitutionsmittel.

Die Indikationen sind: Angina tonsillaris, chronische Sinusitis, chronische Otitis, chronische Allergie, Aphthen, Stomatitis, Dyspepsie, Prostatahypertrophie, Hyperthyreose, Spasmen der Hohlorgane, Gastritis hyper- und anacid, Hepatopathie, Cholezystitis, Durchfall, Cholelithiasis, Obstipation, Hämorrhoiden, Analekzem, Dysmenorrhö, Fluor, Prostatis, nervöse Erschöpfung, Blähungskoliken der Brustkinder, Pädatrophie, vegetative Dystonie, Dermatitis, nässendes Ekzem, Urticaria, Hartspann, Polyarthritis, Periarthritis humeroscapularis dextra, Thrombophlebitis, Trigeminusneuralgie, Akne, Zahnschmerzen, Neuralgien.

Die Leitsymptome sind:

1. große nervöse Unruhe und Überreiztheit
2. nervöse Erschöpfung, die sich in Frieren und Frösteln äußert
3. Unverträglichkeit von Kälte
4. Spasmen an allen Hohlorganen
5. alle Sekretionen übelriechend sauer, übler Mundgeruch
6. anfallsweises, periodisches Auftreten der Beschwerden
7. häufiger Wechsel der Beschwerden in bezug auf Art und Lokalisation
8. Schmerzen heftig, begleitet von Schweiß
9. Verlangen nach trockenem Brot.

Mn	**Mangan**
Normaler Tagesbedarf:	Kinder 1–2 mg, Erwachsene 2–5 mg
Therapeutische Dosis:	1–50 mg
Körperfunktionen:	Stoffwechsel, Wachstum und Hautbildung, Verwertung von Kohlehydraten und Fetten, Biosynthese von Cholesterin, Aktivierung von Enzymen, Fortpflanzung, Bildung von Collagen und Eiweißkomplexen, wichtig zur Vermehrung von Thyroxin

Therapeutische Anwendung bei:	Muskelschwund, Wachstumsstillstand, Schwindel, Ohrensausen, Hörverlust, Stoffwechselstörungen, Allergien, Osteoporose, Funktionsstörungen der Geschlechtsorgane, Gewichtsverlust, verlängerter Prothrombinzeit, Diabetes (Zucker), Asthma
Fördert die Aufnahme:	Östrogene
Hemmt die Aufnahme:	übermäßige Aufnahme von Calcium, Phosphor, Eisen und Kupfer
Nahrungsquellen:	Bananen, Ananas, Nüsse, Reiskleie, Getreide, Eigelb, Blattgemüse
Überschüsse durch:	Dämpfe (Schweißen, Löten), Umwelteinflüsse

Mangan – Aktivator zahlreicher Enzyme

Mangan, ein essentielles Spurenelement, ist in der Natur weit verbreitet und am Aufbau der Erdrinde beteiligt. Es kommt ebenso häufig wie Phosphor und Schwefel vor.

Der menschliche Organismus verfügt jedoch nur über etwa 12 bis 20 mg. Die Mangankonzentrationen in den Körperflüssigkeiten sind, verglichen mit anderen essentiellen Spurenelementen, wie zum Beispiel Kupfer und Zink, sehr gering.

Mangan ist bekannt als Aktivator zahlreicher Enzyme und erfüllt darüber hinaus wichtige Funktionen bei der Protein-DNA- und -RNA-Biosynthese. Bei Manganmangel kommt es zu Gewichtsverlust, Hautentzündungen, Schwindel, Erbrechen und als auffälligstes Syndrom zu einer Hypocholesterinämie (zuwenig Cholesterin).

Auch für die Aufrechterhaltung und Festigkeit von Bindegeweben und Knochen bei der Collagenbildung ist dieses Spurenelement wichtig. Mangan aktiviert auch die Auswertung von Vitamin C und E sowie Cholin und den B-Vitaminen.

Eine Gabe von Mangan kann auch den Blutzucker herabsetzen. Schon 1962 konnte der hypoglykämische Effekt von Mangan bei Diabetikern demonstriert werden, die nicht auf Insulin ansprachen. Besonders interessant war dabei die äußerst geringe Manganmenge, die verabreicht wurde.

Eine zu hohe Manganzufuhr äußert sich in akuter Manganpneumonie (Lungenentzündung) oder chronischer Manganose. Bei der chronischen Manganose findet man Schäden am zentralen Nervensystem und Symptome wie beim Parkinson (typische Zitterschrift mit zunehmender Kleinschrift). Besonders betroffen davon sind Arbeiter der Elektroindustrie, der manganverarbeitenden Industrie (Herstellung von Trokkenbatterien, Manganstahl und Manganlegierungen), der Stahlindustrie durch Einatmen von Staub oder Rauch.

Manganvergiftungen werden überwiegend durch Staub von Mangandioxid (Braunstein) hervorgerufen. Sie äußern sich zusätzlich infolge degenerativer Vorgänge im zentralen Nervensystem und in den großen Nervenstämmen durch Schlafbedürfnis, Gangstörungen (Pro- und Retropulsion, Hahnenschritt), erhöhten Muskeltonus, Steigerung der Reflexe, Pfötchenstellung der Hände bei erhobenen Unterarmen und abgewinkelten Unterarmen, mimische Starre (Zwangslachen, Zwangsweinen), Makro- und Mikrographie und stotternde, monotone Sprache.

Homöopathisch wird Mangan als *Mangan acedicum* (Manganazetat) oder als *Mangan sulfuricum* (Mangansulfat) verwendet.

Die gebräuchlichsten Verdünnungen sind D4 bis D12 und höher.

Die Indikationen für Mangan im homöopathischen Bereich sind: Anämien, Chlorose, Gelenkerkrankungen auf der Basis chronischer Anämie, chronische Schleimhautkatarrhe bei anämischem Parkinsonismus, multiple Sklerose.

Mangan hat einen Bezug auf das zentrale Nervensystem, das Stammhirn, die Erythropoese, Gelenke und oberen Luftwege.

Bei Anämien, die sich nicht durch eine Eisen- oder B_{12}-Therapie verbessern, kommt Mangan zum Einsatz.

Chronische Katarrhe der oberen Luftwege, bei Sängern und Rednern mit trockenem, quälendem Hustenreiz und dauerndem Räusperzwang, sprechen gut auf Mangan an.

Mangankonzentrationen des Haares gleichen denen anderer Gewebe. Somit ist die Haaranalyse eine zuverlässige Methode zur Feststellung von Manganwerten.

Manganvergiftungen gehören zu den Berufskrankheiten und sind in der Bundesrepublik Deutschland melde- und entschädigungspflichtige Erkrankungen, die im Rahmen der Unfallversicherung den Arbeitsunfällen gleichgestellt sind.

Mo	**Molybdän**
Normaler Tagesbedarf:	75–250 µg
Therapeutische Dosis:	100–1000 µg
Körperfunktionen:	Bestandteil für Enzymsysteme, unterstützt den Eisen- und Kupferstoffwechsel, den Purinstoffwechsel und die Fettsynthese; ist wichtig für die Nierenfunktion
Therapeutische Anwendung bei:	verringerter Widerstandsfähigkeit gegen Krebs, Impotenz, Knochen und Zahnverfall, Abwehrschwäche
Fördert die Aufnahme:	Kupfermangel und Eisenmangel
Hemmt die Aufnahme:	Blei und Natrium
Nahrungsquellen:	Vollkornprodukte, Weizenkeime, Linsen, Erbsen, Rindsleber, Bierhefe
Überschüsse bewirken:	arthritisähnliche Symptome

Molybdänmangel macht Sie vielleicht impotent

Dieses Spurenelement ist ein Bestandteil verschiedener Enzyme. So ist es zum Beispiel wichtig für die Enzymsysteme Xanthinoxidase und Aldehydoxidase. Es ist weiterhin erforderlich für die Fettsynthese, zur Mobilisierung der Eisenvorräte in der Leber, und es scheint, ähnlich dem Fluor, Karies verhüten zu können.

Außerdem weisen medizinische Daten darauf hin, daß dieser lebenswichtige Katalysator möglicherweise Krebs verhütet.

Molybdänmangel wurde häufig bei älteren impotenten Männern nachgewiesen.

Vergiftungen sind kaum bekannt. Selbst Arbeiter, die Molybdändämpfe inhalierten, klagten lediglich über arthritisähnliche Symptome in den Weichteilen und Gelenken.

Hohe Molybdänwerte weisen unter Umständen auf einen fehlgesteuerten Purinstoffwechsel oder eine Gichterkrankung hin.

Die Molybdän-Ablagerung im Haar gleicht der anderer Gewebe, und die Haaranalyse ist somit ein zuverlässiger Test zur Feststellung der Molybdänwerte.

Na	**Natrium**
Normaler Tagesbedarf:	Erwachsene 2 g, Kinder nicht bekannt
Therapeutische Dosis:	100–300 mg
Körperfunktionen:	Muskelreaktionen, Blut- und Lymphsystem, Wasserhaushalt, reguliert den pH-Wert
Therapeutische Anwendung bei:	Appetit- und Geschmacksverlust, Gewichtsverlust, Darmblähungen, Muskelschwund, verspäteter sexueller Reifung, Sterilität, Austrocknung, Erbrechen, Durchfällen, Fieber, Hitzschlag, Verbrennungen, Lungenentzündung, Quecksilbervergiftung
Fördert die Aufnahme:	Vitamin D, Kalium
Hemmt die Aufnahme:	Mangel an Kalium, Chlor
Nahrungsquellen:	Kochsalz, Milch, Käse, Fisch, Mineralwasser
Überschüsse durch:	übermäßiges Salzen, verminderte Ausscheidung, Umwelteinflüsse

Natrium, das Salz in der Suppe

Natrium kommt als Natriumchlorid oder Kochsalz in vielen Nahrungsmitteln vor. Das meiste Natrium in unserem Körper ist außerhalb der Körperzellen in der Körperflüssigkeit vorhanden und für den Transport vieler anderer wichtiger Substanzen verantwortlich.

Unser Körper enthält etwa 100 g Natrium in Form von Verbindungen. Der tägliche Bedarf liegt etwa bei 2 g, was 5 g Kochsalz entspricht. In den europäischen Ländern liegt der Pro-Kopf-Verbrauch von Kochsalz im Schnitt bei 15 g täglich, also dem Dreifachen der benötigten Menge. Ernährungsforscher sind heute der Ansicht, daß dieser hohe Salzkonsum den Bluthochdruck, unter dem Millionen von Menschen leiden, mit verursacht.

Zuviel Natrium wirkt auf den Körper wie ein Gift, das abgebaut werden muß. Dazu benötigt der Organismus Magnesium und Calcium. Natrium ist, zusammen mit Kalium, an der Entstehung und Weiterleitung von Erregungsvorgängen im Nervengewebe beteiligt und regelt den Wasserfluß zwischen Zellen und ihrer Umgebung. Zusammen mit Chlor steigert Natrium den Druck der Blutflüssigkeit.

Natrium ist in vielen Lebensmitteln versteckt. Man kann die Nahrungsmittel grob in solche mit hohem, mittlerem und niedrigem Natriumgehalt einteilen. Zur erstgenannten Gruppe gehören beispielsweise Brot, Backwaren, Fleischwaren, viele Käsesorten und einige Mineralwässer. Milch, Sahne, Eier und etliche unverarbeitete Fleischsorten können zur Gruppe mit mittlerem Gehalt gezählt werden, während frische Früchte, Gemüse und Mehl nur geringe Mengen an Kochsalz enthalten.

Gerade bei Heilwasser findet man oftmals einen so hohen Natriumgehalt, wie er vergleichbar nur in der Nordsee auftritt. Viele Wasserenthärtungsgeräte entziehen dem Wasser Calcium und Magnesium und geben statt dessen Natrium ab. Dadurch erhöht sich der Natriumgehalt des Wassers. Deshalb sollten Menschen mit Bluthochdruck oder Ödemen diese Enthärtungsgeräte nicht verwenden.

Um Essen zu salzen, verwendet man am besten Meersalz, das im Gegensatz zu Kochsalz (das nur aus Natriumchlorid besteht) aus einem Gemisch von 30 verschiedenen Salzen besteht, darunter auch Kalium- und Calciumsalze. Die Gefahr einer übermäßigen Belastung des Körpers mit Natriumchlorid ist also erheblich geringer.

»Salzappetit« der Erwachsenen ist nicht angeboren, sondern wird bereits sehr früh durch zuviel Salz in der Nahrung anerzogen. Natriummangel kommt selten vor und führt zu einer Wasserverarmung der Körperflüssigkeit.

Homöopathisch wird Natrium als *Natrium carbonicum* (trockenes Natriumcarbonat), als *Natrium chloratum* (Natriumchlorid), als *Natrium choleinikum* (Natriumcholeinat), als *Natrium phosphoricum* (Natriummonohydrogenphosphat) und als *Natrium sulfuricum* (entwässertes Natriumsulfat) – Glaubersalz – verabreicht. Die gebräuchlichsten Verdünnungen sind D3 bis D6 und höher. Natrium carbonicum (trockenes Natriumcarbonat – gereinigtes Soda) wird bei chronischen Kopfschmerzen, Neuropathien, Witterungsneurosen, chronischen Retronasalkatarrhen und nervösen Dyspepsien gegeben. Es hat Bezug zum vegetativen Nervensystem, der Schleimhaut, den oberen Luftwegen und zum Magen-Darm-Kanal.

Die Organspezifität und Symptomatik sind: Depressionen, körperliche Schlaffheit, geistige Apathie, Kopfschmerzen bei Gewitter und Sonnenbestrahlung, Schlafsucht am Tage, viel dyspeptische und meteoristische Beschwerden nach Milch und Kohlehydraten; trockener Husten und Räusperzwang bei Eintritt in ein warmes Zimmer.

Natrium chloratum (Kochsalz) hat auch Beziehung zum vegetativen Nervensystem, zur Schleimhaut der oberen Luftwege, zum Herz, zur Schilddrüse, zur Leber zum Magen-Darm-Kanal, zur Haut und den Genitalien.

Man gibt Natrium chloratum, ein Konstitutionsmittel, vor allem bei chronischen Kopfschmerzen und Migräne, chronischem Schnupfen und Bronchitis, vegetativer Dystonie mit nervösen Herzstörungen, Hyperthyreose, Hepathopathie, chronischem Darmkatarrh, chronischer Obstipation, Hypermenorrhöe und seborrhoischen Ekzemen.

Natrium choleinicum (Natriumcholeinat) wird bei chronischer Gastroenteritis mit Hepatopathie, Ikterus, Leberkoliken, Leberzirrhose und Verstopfung angewendet, Natrium phosphoricum (Natriummonohydrogenphosphat) bei Sodbrennen, Hyperacidität, Gärungsdyspepsie.

Die Symptomatik stellt sich vor allem im Magen-Darm-Kanal dar, mit zuviel Magensäure, saurem Aufstoßen, saurem Erbrechen und Sodbrennen. Auch besteht eine Neigung zu Durchfall in Folge von Hyperacidität.

Natrium sulfuricum (entwässertes Natriumsulfat) hat eine Beziehung zu Leber, Gallenblase, Magen-Darm-Kanal und wird bei Gastroduodenitis, Hepatopathie, Cholecystopathie, Ikterus, hepatogener Diarrhöe, Harnsäurediathese gegeben.

In der Haaranalyse treten erhöhte Natriumwerte meist gemeinsam mit erhöhten Kaliumwerten auf.

Sind die Natriumwerte weitaus höher als die Kaliumwerte, ist dies meist Folge einer übermäßigen Salzzufuhr oder erstes Anzeichen einer Nebennierenschwäche. Der Gebrauch von Entwässerungsmitteln kann ebenfalls die Haar-Natriumwerte erhöhen.

Leistungssportler haben oft hohe Natrium- und Kaliumwerte, was unter anderem durch erhöhtes Schwitzen oder durch eine erhöhte Tätigkeit der Nebennieren zu erklären ist.

Ni	**Nickel**
Giftiger Mineralstoff:	in höheren Mengen
Körperfunktionen:	verstärkt die Wirkung des Insulins, Adrenalinwirkung wird gedämpft, Biokatalysator bei Pankreaserkrankungen (Insuffizienz), Dyspepsie, Völlegefühl und Blähungen
Vergiftungssymptome:	Störungen von Enzymbildungen, Störungen der Membranstruktur, Störungen im Nukleinsäurestoffwechsel (bei der Fortpflanzung), Rachen-, Magen- und Lungenkrebs, gestörte Hirndurchblutung, Kopfschmerz, Schwindel, Brechreiz, Allergien, Hautirritationen und -entzündungen, Asthma
Schützende Faktoren (Therapie):	Calcium, Selen, Schwefel, Vitamin C, frisches Obst, schwefelreiche Aminosäuren
Quellen:	metallverarbeitende Industrie, Deodorantien, Kosmetika, Keramik, Maschinenteile, Elektroden, Tabakrauch, Fungizide,

Reißverschlüsse,
Knöpfe, Spangen

Nickel – mal nützlich, mal schädlich

Nickel ist ein typisches Beispiel für ein Element, das in winzigen Mengen lebensnotwendig ist, in hohen Mengen jedoch giftig sein kann. Es wird für die richtige Funktion gewisser Hormone der Nebennieren und der Schilddrüse benötigt, beeinflußt den Blutfettgehalt und verändert die Dichte des Blutes. Nickel wirkt dem Adrenalin entgegen, es wirkt also beruhigend.

Höhere Blutwerte dieses Minerals wurden bei Personen festgestellt, die schwere Verbrennungen hatten, einen Schlaganfall erlitten oder an gewissen Formen von Krebs erkrankt waren.

Nickel ist besonders in Verbindung mit Kohlenmonoxid gefährlich. Es entsteht Nickelcarbonyl, das in großen Mengen krebserregend und tödlich ist (Zigarettenrauch!).

Nickel kann auch über die Haut absorbiert werden. Personen, die in der Versilberungs- und Elektroindustrie arbeiten, können durch die Berührung mit diesem Metall belastet werden. Auch Modeschmuck aus Weißmetall und Kosmetika, wie etwa Haarfärbemittel, enthalten oft Nickel.

Die Nickelallergie, eine Kontaktallergie, ist generell ein Problem des täglichen Lebens, da Nickel in sehr vielen Gebrauchsgegenständen vorkommt. Nickelallergien können beispielsweise auch als Folge von orthopädischen und medizinischen Implantationen auftreten.

Sowohl Ni-Salze und Ni-Oxide als auch metallisches Nickel können bei hypersensitiven Personen Allergien hervorrufen. Bei der Nickelallergie dominiert eine Hautentzündung mit der Tendenz zu einem juckenden und brennenden Erythem (Ausschlag). Zunächst erscheinen die Pusteln an der Stelle des direkten Metallkontaktes. Danach können sie aber auch an anderen Stellen auftreten, hauptsächlich lokalisiert an Armen, Armbeugen, Händen, Gesicht, Hals, Augenlidern und Innenseiten der Oberschenkel; Hauptangriffspunkt hoher Nickelmengen ist die Lunge.

Bei einer Nickelvergiftung sind zwei Stadien zu unterscheiden: Die erste Phase ist gekennzeichnet durch häufig milde, unspezifische und vorübergehende Symptome wie Kopfschmerzen, Erbrechen, Schwindel, kalte Schweißausbrüche, Atmungsbeschwerden und Brustschmerzen.

Die Symptome der zweiten Phase treten etwa 12 bis 36 Stunden nach der Exposition auf. Sie beginnen häufig mit Schmerzen im Brustkorb, gefolgt von Blauverfärbung der Hände und des Gesichts, sowie mit Schwäche und Temperaturanstieg; in manchen Fällen tritt auch ein Delirium ein. Insgesamt stellen die Symptome das Bild einer virusbedingten Lungenentzündung dar.

Bei sehr schweren Vergiftungen tritt der Tod gewöhnlich zwischen dem vierten und dem elften Tag ein. Todesursache sind in den meisten Fällen lungenbedingte oder hirnbedingte Ödeme sowie Degenerationen von Leber, Milz, Nieren und Nebennieren.

Homöopathisch wird Nickel als *Niccolum metallicum* in den Verdünnungen D4 bis D12 verwendet. Es hat Bezug zum zentralen Nervensystem und zu Magen und Darm.

Die Haaranalyse wird von Wissenschaftlern als ein zuverlässiger Test zur Feststellung einer Nickel-Überlastung betrachtet. Werden exogene Einflüsse vermutet, so sollte der Test an Schamhaaren vorgenommen werden.

P	**Phosphor**
Normaler Tagesbedarf:	Erwachsene 900 mg, Kinder 1300 mg, Schwangere 1500 mg
Therapeutische Dosis:	800–1000 mg
Körperfunktionen:	Aufbau von Knochen und Zähnen, Zellwachstum, wichtig für die Nierenfunktion, für den Stoffwechsel, für die Verwertung von Vitaminen und für die Energieproduktion, wichtig für die Erhaltung des Säure-Basen-Haushaltes, für Nerven und Muskelaktivität, für den Calciumhaushalt
Therapeutische Anwendung bei:	Wachstumsstörungen, schlechtem Knochenbau, schlechten Zähnen, Rachitis, Arthritis,

	geistiger und körperlicher Erschöpfung, irregulärer Atmung, Nervosität, Streß
Fördert die Aufnahme:	Vitamin A, HCl (Magensäure), Enzyme, Proteine, Calcium, Eisen, Mangan
Hemmt die Aufnahme:	Aluminium, Eisen, Magnesium, hoher Zuckerkonsum, Vitamin D, Parathormon, östro- und androgene Hormone, Corticosteroide und Thyroxin
Nahrungsquellen:	Getreide, Nüsse, Hülsenfrüchte, Eier, Käse, Joghurt, Fisch, Geflügel
Überschüsse durch:	Mangel an Calcium, übermäßigen Genuß von Bier und Limonaden

Läßt Phosphor Kinder zappeln?

So wie Calcium und Magnesium ist auch Phosphor ein Mineral, das vor allem für den Aufbau der Knochen gebraucht wird. Von den 875 Gramm Phosphor, die sich im menschlichen Körper befinden, sind 80 Prozent in den Knochen eingelagert. Dort verbindet es sich mit Kohlenstoff, Calcium und Magnesium zu einer festen Substanz.

Phosphor spielt eine wichtige Rolle bei der Energiegewinnung des Körpers. Bestimmte Phosphorverbindungen machen es möglich, daß der Körper Arbeit leisten und Wärme erzeugen kann. Phosphor kommt als Phosphat in den meisten Geweben des Körpers vor: Galle, Haut, Liquor, Magensaft, zentrales Nervensystem, Speichel, Schweiß, Plazenta, Pankreassaft, Skelett, Zähne, Nieren.

Es wird über den Dünndarm aufgenommen und über Stuhl und Urin ausgeschieden. 15 Prozent des Serumphosphats sind proteingebunden (eiweißgebunden) und nicht filtrierbar. Vitamin D und Parathormon senken den Blutspiegel und bewirken Phosphaturie. Unter Phosphaturie versteht man die überwiegend renale Ausscheidung von Phosphor als anorganischem Phosphat, mit milchig-trübem, meist alkalischem Urin (Milchpissen).

Ein Phosphordefizit kommt in Verbindung mit Magnesiummangel vor, da bei einem Magnesiummangel sehr viel Phosphat ausgeschieden wird. Symptome sind erhöhte Anfälligkeit für Infektionen, Muskelschwäche, Blutarmut, Hypoparathyreodismus, Alkoholismus und Nierenerkrankungen. In gewissen Fällen kann ein Phosphormangel auch zu Übergewicht führen, da Phosphor für die Verwertung von Zucker notwendig ist.

Jedoch kommt Phosphormangel relativ selten vor, da das Mineral in fast allen Nahrungsmitteln vorhanden ist. Wurstwaren und Getränke wie Cola werden mit Phosphatverbindungen haltbar gemacht, und auch Sojabohnen, Schmelzkäse, Eier, Nüsse, Hefe, Schokolade, Milch und Milchprodukte enthalten viel Phosphor.

Bei Nierenkrankheiten und gewissen Muskel- und Nervenkrankheiten wird oft ein erhöhter Phosphorwert festgestellt. Die Phosphornekrose befällt besonders den Unterkiefer und ist berufsbedingt durch Umgang mit gelbem (weißem) Phosphor. Meist sind kariöse Zähne Ausgangspunkt der Nekrose. Gelegentlich greift der Prozeß vom Oberkiefer aus auch auf Gaumen, Jochbein und Kiefergelenk über.

Akute Phosphorvergiftungen zeigen sich durch Übelkeit, Erbrechen, schmerzhafte Durchfälle, Leberstörungen, Störungen am zentralen Nervensystem, Kopfschmerzen, Halluzinationen und delirante Zustände.

Phosphor in der Nahrung muß immer im Verhältnis zu Calcium betrachtet werden. Die beiden Nährstoffe sind durch hormonelle Regulationsmechanismen im Körper eng miteinander gekoppelt. Es kommt also nicht nur auf eine bestimmte Menge der Einzelsubstanzen an, sondern auch auf ein ausgewogenes Verhältnis. Versuche zeigten, daß bereits eine relativ geringe Erhöhung von Phosphor pro Tag, über einen längeren Zeitraum hinweg, zu Beschwerden bei den Versuchspersonen führte.

Möglicherweise kann bei hoher Phosphatzufuhr und nicht voll gedecktem Calciumbedarf die Ausbildung von Kalkarmut im Skelett (Osteoporose) begünstigt werden.

Homöopathisch wird Phosphor in der Verdünnung D6 bis D30 und höher als Konstitutionsmittel verabreicht.

Die Indikationen sind: Blutungen, Erschöpfungen, Kopfschmerz, Vertigo, Atrophie des Nervus opticus, Mouches volantes, Otosklerose, Rhinitis, Laryngitis, Bronchitis, Pneumonie, Asthma, Lungeninfarkt, Myocarditis, Karies, Gastritis, Ulcus ventriculi und duodeni, Hepatopathie, Pankreatitis, Diarrhöe, Obstipation, Nephritis, Katarakt, Glaukom, Strabismus der Kinder, sexuelle Schwäche, Menorrhagie, Rachitis, Osteomalazie, Arthrosis deformans, Knochenfisteln, Neuralgie, Neuritis, Lähmungen und Alopezia areata.

Die Leitsymptome sind:
1. Gefühl von Brennen bei allen Beschwerden
2. Neigung zu Blutung aus allen Organen, kleine Wunden bluten stark
3. Hunger, besonders nachts
4. Verlangen nach kalten Getränken, die erbrochen werden, sobald sie im Magen warm geworden sind
5. Leeregefühl im ganzen Abdomen, muß oft essen
6. Überempfindlichkeit aller Sinne, enorm kitzlig
7. Angst beim Alleinsein im Dunkeln vor Gewitter
8. Sichwohlfühlen im kalten Wasser.

Phosphorkonzentrationen des Haares gleichen denen anderer Gewebe, und somit ist die Haar-Mineralanalyse ein aufschlußreicher Test zur Feststellung der Gewebekonzentrationen.

Phosphorvergiftungen gehören zu den Berufskrankheiten und sind in der Bundesrepublik Deutschland melde- und entschädigungspflichtige Erkrankungen, die im Rahmen der Unfallversicherungen den Arbeitsunfällen gleichgestellt sind.

Pl	**Platin**
Giftiger Mineralstoff!	
Körperfunktionen:	keine
Therapeutische Anwendung:	Platinverbindungen in der Krebsbehandlung als Zytostatikum Cisplatin
Vergiftungssymptome:	Allergien der Atemwege, Augenirritation, Ekzeme, Müdigkeit, Krebs der Lunge, Leukämie
Schützende Faktoren:	Pro-Vitamin A, C, E, Co-Enzym Q, Germanium, Selen, Zink, Mangan, Kupfer
Quellen:	Autokatalysator, Platinindustrie, metallverarbeitende Industrie, Photopapier

Platin im Autokatalysator läßt Krebs entstehen

Im Autokatalysator befinden sich etwa ½ bis 2 Gramm Platin und/oder Platinmetalle. Der Katalysator eines Mittelklassewagens stößt durchschnittlich pro Kilometer 5.10^{13} Platinatome aus. Dies beläuft sich auf einen Platinverlust von 0,8 bis 1,6 mg/1000 km.

Platin ist ein Edelmetall, und die maximal erlaubte Konzentration pro Kubikmeter liegt bei 0,002 mg. Im Falle der Platingiftigkeit durch den Katalysator handelt es sich um Platinradikale atomarer Art oder um Platinverbindungen mit Radikalwirkung. Ein Kontakt mit diesen Platinformen kann insbesondere für die Lungenbläschen äußerst problematisch werden. Lungenkrebs und Leukämie sind oft die Folge.

Freie Radikale verursachen einen Kettenreaktionsprozeß und stellen eine Gefahr für die Zelle dar. Die Schädigung auf der zellulären Ebene entsteht durch Peroxidation ungesättigter Fette in der Zellmembran, durch Aktivierung von Enzymen und Veränderungen in der Struktur von Nukleinsäuren.

Die Zellmembran ist zur Abwehr der gesamten Zelle von großer Wichtigkeit. Freie Radikale entziehen den ungesättigten Fettsäuren im Zellmembran Elektronen, es entstehen erneut freie Radikale. Platin ist auch schon in extrem kleinen Mengen krebsverdächtig!

In Amerika fand man heraus, daß die Lungenkarzinomrate in den fünf bis sieben Jahren nach Einführung der Katalysatortechnologie dramatisch angestiegen ist. Photographiestudenten aus Chicago, die in Kontakt mit platinhaltigem, photographischem Papier kamen, klagten über respirative Allergien, ebenso wie Arbeiter von Platinraffinerien.

In Schweden wurden schwere Überempfindlichkeitsreaktionen auf komplexe Platinsalze bei Arbeitern einer Raffinerieabteilung in der metallverarbeitenden Industrie festgestellt. Diese Arbeiter klagten über Augenirritationen, Ekzeme an den Händen, beklemmende Gefühle in der Brust und am Ende des Arbeitstages über starke Müdigkeit.

Platin hat im Körper eine lange Verweildauer, da es besonders in fettreichen Organen gelagert wird, zu denen auch die Nebennierenrinde gehört. Der Verbleib an dieser Stelle kann auch das Hormonsystem schädigen. Das gesamte Abwehrsystem wird gleichfalls geschädigt und somit die Abwehr gegen Virusinfektionen geschwächt.

In Form von bestimmten, sich komplex verhaltenden Aminosäuren hat Platin die Wirkung eines gehemmten Ions. Verbindungen solcher Art finden in der Hauptsache in der Krebstherapie Verwendung. Hier wird Cisplatin als Zytostatikum verwendet.

Folgende Empfehlungen können die beschriebenen Gefahren einigermaßen eindämmen:
1. Meiden Sie unterirdische, schlecht durchlüftete Parkhäuser!
2. Bleiben Sie beim Tanken nicht neben dem Einfüllstutzen stehen.
3. Nehmen Sie zur Vorbeugung Antioxidanzien zur Vermeidung von Reaktionen auf freie Radikale ein.

Ein Maßstab für die Anwesenheit freier Radikale ist das Serumniveau der Lipidperoxide. Ist dieser Wert hoch, ist eine Zufuhr von Antioxidanzien notwendig.

Homöopathisch wird das Konstitutionsmittel Platin als *Platinum metallicum* (metallisches Platin) in der Verdünnung D6 bis D30 und höher verwendet.

Die Indikationen sind: Krämpfe, Dysmenorrhö, Depression, Zwangsideen, Epilepsie, Größenwahn, nervöse oder psychische Störung durch Frustation, Kopfneuralgie, Globus hystericus, Darmkoliken, Obstipation, Myomblutungen, Regelkrämpfe, Uterusverlagerung, Vaginismus, Nymphomanie, Pruritus vulvae, Ischialgie, Neuralgie, Neuritis.

Die Leitsymptome sind:
1. Gemütssymptome beruhen auf der Grundlage einer sexuellen Überreizung
2. körperliche Symptome wechseln sich ab mit den Gemütssymptomen
3. krampfartige Schmerzen mit Taubheits- und Kältegefühl verbunden mit Zittern und nervösem Frostschauer
4. Gefühl wie zu eng gewickelt
5. Schmerzen steigen und fallen langsam
6. Empfindlichkeit der Genitalorgane gegen Berührung
7. tetanoide Krampfzustände.

Platinwerte im Haar spiegeln gut Gewebekonzentrationen wider.

Hg	**Quecksilber**
Giftiger Mineralstoff!	
Körperfunktionen:	keine
Vergiftungssymptome:	Zellzerstörung, Störung der Zellenergiegewinnung, Erhöhung der Durchlässigkeit der Zellen für Kalium,

	Appetit- und Gewichtsverlust, schwere emotionale Störungen, Mundhöhlenerkrankungen, verminderte Schmerzempfindlichkeit, Blutveränderungen, extremer Tremor (Zittern), Hautreizungen, Förderung von Infektionen und Candida albicans (Pilz)
Schützende Faktoren (Therapie):	Pepsin, Aminosäuren, Selen, Zink, Schwefel, Vitamin C
Quellen:	Thermometer, Erdölverarbeitung, Fungizide, Chlorbleiche, Leuchtstofflampen, Druckerschwärze, Plastikartikel, Kosmetika, Haarfärbemittel, Zahnplomben, verseuchte Salzwasserfische

Quecksilber – ein tödliches Umweltgift

Quecksilber zählt zu den Elementen, deren Giftigkeit schon seit langem bekannt ist. Akute Vergiftungen traten schon in früherer Zeit, vor allem bei Thermometermachern, Spiegelbelegern und Feuervergoldern, auf. Auch in der Medizin fand Quecksilber ab dem 18. Jahrhundert breite Anwendung: Metallisches Quecksilber gab man bei Darmverschlingung. Äußerlich wurde Quecksilber als Salbe oder Sublimat zur Bekämpfung der Syphilis eingesetzt.

Metallisches Quecksilber, das über die Verdauungsorgane aufgenommen wird, ist weitgehend ungiftig. Eingeatmete Quecksilberdämpfe, vor allem bei Konzentrationen über 300 $\mu g/m^3$, werden dagegen von den Schleimhäuten relativ rasch aufgenommen. Lösliche, anorganische Quecksilberverbindungen führen bei Dosen über 400 mg meist zum Tod.

Die naturgegebene Häufigkeit von Quecksilber ist relativ gering. Quecksilber findet in zahlreichen Industriezweigen Verwendung und wird durch Verwitterung und Vulkanismus freigesetzt. Diese Verluste bei der industriellen Erzeugung und Verarbeitung von Gütern gelangen ins Wasser, den Boden oder in die Atmosphäre. Diesen Ausstoß schätzt man allein für die Bundesrepublik Deutschland auf 280 Tonnen/Jahr.

Den größten industriellen Quecksilberverbrauch hat die Chlor-Kali-Industrie, daneben sind Elektroindustrie, Farbenhersteller, Schädlingsbekämpfungsmittel und Dentalprodukte (Amalgamplomben) zu nennen. Zusätzliche Belastung entsteht durch die Verbrennung fossiler Brennstoffe. In der Bundesrepublik Deutschland werden dabei etwa 60 Tonnen Quecksilber freigesetzt.

Ist Quecksilber erst einmal in der Biosphäre, ist es nur schwer wieder zu entfernen. Bei der Müllverbrennung zum Beispiel wird das meiste im Müll enthaltene Quecksilber wieder freigesetzt.

Eine gewisse »Entgiftung« findet in den oberen Bodenschichten statt, wo Quecksilber nach dem Abregnen resorbiert und größtenteils zu schwer löslichen Verbindungen umgewandelt wird. Bedenklich stimmt die Tatsache, daß sich der Quecksilbergehalt in den oberen Schichten des Grönlandeises von 1950 bis 1980 mehr als verdoppelt hat.

Auch Amalgamfüllungen können durch eine langsame elektrolytische Zersetzung zu einer Quecksilberbelastung führen. Interessant ist in diesem Zusammenhang die Tatsache, daß der Zahnschmelz unbehandelter Zähne einen Quecksilbergehalt von 2 bis 3 ppm Hg aufweist, während im Zahnschmelz von amalgamgefüllten Zähnen Quecksilbergehalte von 153 bis 1600 ppm Hg gefunden wurden.

Wie schon erwähnt, hängt die Giftigkeit von Quecksilberverbindungen sehr stark von der Bindungsform ab. Hierbei sind organische Quecksilberverbindungen am gefährlichsten. Diese werden nicht nur industriell erzeugt, sondern können auch von Mikroorganismen gebildet werden.

Die Hauptgefahr droht wahrscheinlich aus Quecksilberanreicherungen im Wasser. Dort werden die organischen Quecksilberverbindungen durch Mikroorganismen am leichtesten gebildet, dann in den Fischen angereichert und in die menschliche Nahrungskette eingereiht.

Eine subakute Quecksilbervergiftung äußert sich hauptsächlich in neurologischen Symptomen wie Tremor (Zittern), Schwindel, Depressionen, Magenschleimhautentzündungen und Erbrechen. Vergiftungen mit Alkyl-Quecksilber-Verbindungen können zum Verlust des Sehvermögens, zu Koordinationsstörungen und weiteren Symptomen einer Neuroencephalopathie führen.

Schon eine niedrige chronische Belastung mit Quecksilber hat einen schädlichen Einfluß auf das ungeborene Kind und dessen Entwicklung. Sie verursacht genetische Schäden.

Quecksilber konzentriert sich auch in der Schilddrüse. Das kann zu einer Schilddrüsenunterfunktion führen. Die hierbei auftretenden Symptome stimmen mit denen einer Amalgamvergiftung überein.

Das Vorhandensein von niedrigen Dosen von Quecksilberverbindungen fördert eine systemische Candida-albicans-Infektion (Pilzinfektion).

Bei einer leichten Quecksilbervergiftung kommt es zu folgenden Symptomen: Metallgeschmack, Übelkeit, Erbrechen, Leibschmerzen, Durchfall, intestinale Verätzungen, Aspirationspneumonie bis hin zu Schock und Herzkammerflimmern.

Die chronische Form zeigt sich durch charakteristische Kopf- und Nackenschmerzen, starkes Zittern, Zahnausfall (Quecksilbersaum des Zahnfleisches), Darmkatarrh, Nierenschädigungen, Seh-, Sprach-, Hör-, Sensibilitäts-, Gehstörungen, Gedächtnisschwund, Delirium, Schreckhaftigkeit, Reizbarkeit bis zu Tobsuchtsanfällen und Halluzinationen.

Quecksilber wird vor allem im Gehirn, den Nieren, der Leber und im zentralen Nervensystem abgelagert. Deshalb ist es nicht verwunderlich, daß gerade dort akute Vergiftungserscheinungen auftreten.

Homöopathisch wird Quecksilber *(Hydrargyrum)* in den Verdünnungen D6 und höher verwendet. Es hat Bezug zum zentralen Nervensystem.

Die Haaranalyse ist ein zuverlässiger Test zur Feststellung von Quecksilbergewebewerten. Exogene Einflüsse sind möglich. Wird eine derartige Beeinflussung vermutet, so sollte der Test an den Schamhaaren durchgeführt werden.

Quecksilbervergiftungen gehören zu den Berufskrankheiten und sind in der Bundesrepublik Deutschland melde- und entschädigungspflichtige Erkrankungen, die im Rahmen der Unfallversicherung den Arbeitsunfällen gleichgestellt sind.

S	**Schwefel**
Tagesbedarf:	unbekannt
Therapeutische Dosis:	unbekannt
Körperfunktionen:	Bestandteil von Enzymen, Cystin, Meteonin und Hormonen, Bestandteil von Eiweißstoffen

	(Keratin, Serumalbumin, Lactalbumin)
Therapeutische Anwendung bei:	Dermatikum, Laxans, Antiseptikum, Insektizid
Vergiftungssymptome:	Hautrötung, Erregungszustände, Bewußtlosigkeit, Atemlähmungen, Kopfschmerz, Schlafstörungen, Polyneuritiden, Seh-, Hör- und Gleichgewichtsstörungen
Quellen:	Zusatz zu Lebensmitteln, Löse-, Extraktions- und Schädlingsbekämpfungsmittel, Gummi-, Viskose- und Zellstoffindustrie

Schwefel – ein altes Heilmittel

Schwefel kommt in der Natur sowohl in freiem als auch in gebundenem Zustand vor. Große Lager von freiem Schwefel finden sich vor allem in Italien, Nordamerika, Japan, Mexiko und Rußland. Anorganisch gebundener Schwefel findet sich vorwiegend in Form von Sulfiden und Sulfaten.

Schwefel ist Bestandteil einiger Eiweißstoffe, wie Keratin, Serumalbumin und Lactalbumin. Zugrunde liegen hier schwefelhaltige Aminosäuren wie Cystin, Cystein und Meteonin. Als Bestandteil von Proteinen (wie Cystin und Meteonin), Enzymen und Hormonen findet sich Schwefel auch, organisch gebunden, im Pflanzen- und Tierreich.

Schwefel ist ein altes, seit Jahrhunderten eingesetztes Heilmittel. *Schwefelmilch* (Sulfur praecipitatum, Lac sulfuris, feinverteilter Schwefel) findet in der Medizin Anwendung bei Ekzemen und Scabies.

Schwefelkohlenstoff (CS_2, Syn. Kohlenstoffdisulfid, Alkohol sulfuris) ist eine leicht flüchtige, faulig riechende Flüssigkeit. Die Dämpfe dieser Flüssigkeit sind brennbar und hochexplosiv. Schwefelkohlenstoff wird als Löse-, Extraktions- und Schädlingsbekämpfungsmittel verwendet. Außerdem kommt es in der Gummi- und Viskoseindustrie vor.

Vergiftungen durch Einatmung der Dämpfe rufen Hautrötung, Erregungszustände, Bewußtlosigkeit, evtl. Atemlähmung hervor. Chronische

Vergiftungen äußern sich in Kopfschmerzen, Schlaflosigkeit, Polyneuritiden, Seh-, Hör- und Gleichgewichtsstörungen, Verwirrtheitszuständen, Impotenz, Arteriosklerose der Hirn- und Nierengefäße.

Schwefelwasserstoff (H_2S) ist ein farbloses, giftiges Gas, schwerer als Luft, und besitzt den typischen Geruch von faulen Eiern. Es entsteht bei Fäulnis tierischer und pflanzlicher Abfälle, in Abortgruben, Abwässerkanälen, Kläranlagen, Brunnenschächten und auch industriell in der Zellstoffindustrie sowie in Labors zur Analyse (Kipp-Apparat).

Eingeatmeter Schwefelwasserstoff blockiert schwermetallhaltige Fermente und lähmt die intrazelluläre Atmung. Durch Alkalisulfidbildung kommt es zu Schleimhautreizungen, Atemnot und schlagartiger Bewußtlosigkeit. Bei geringer bis mittlerer H_2S-Konzentration, ab etwa 100 ppm, treten Kopfschmerzen, Schwindel, Appetitlosigkeit, Übelkeit mit Brechreiz, Diarrhöe, Schlaflosigkeit, Reizung der Schleimhäute, der Augen und des Atemtraktes auf. Die Geruchsschwelle liegt bei 0,001 Vol./%! Bei stärkerer H_2S-Konzentration kommt es zu einer Geruchslähmung (Anosmie).

Schwefelquellen kennen wir durch ihre lindernde Heilwirkung schon aus dem Altertum. In diesen Quellen sind Schwefelwasserstoff und andere Schwefelverbindungen sowie auch kolloidale Schwefel gelöst. Wegen der feinen Oberfläche sind diese Wasser von einschneidender Wirkung auf den Organismus. Man verwendet sie deshalb zu Trink- und Badekuren.

Die Heilanzeigen sind Erkrankungen der Gallenwege, chronische Katarrhe der Luftwege, Neuralgien, Muskel-, Knochen- und Gelenkerkrankungen sowie Hautleiden.

Schwefel findet in der Medizin Anwendung als Dermatikum, Laxans, Antiseptikum und Insektizid in Form von Salben, Pasten, Tinkturen, Lotionen, Puder, Bädern und Seifen.

Schwefel wird auch Getränken (Wein) und Trockenfrüchten zur Haltbarmachung beigesetzt. Der ADI-Wert (Verträglichkeit) von Schwefel ist sehr tief, und schon ein Glas Wein genügt, um Kopfschmerzen, Bauchschmerzen und Durchfall zu verursachen.

Homöopathisch wird Schwefel als gereinigter Schwefel oder als *Sulfur jodadum* verabreicht.

Sulfur ist ein Konstitutions- und Stoffwechselmittel mit Bezug zu zentralem Nervensystem, vegetativem Nervensystem, Haut und Schleimhäuten, Gefäßnerven, Venen und Pfortader, Magen-Darm-Kanal, Leber,

Urogenitalsystem, Muskeln und Gelenken. Die gebräuchlichsten Verdünnungen sind D4 bis D12 und höher.

Schwefel wird eingesetzt bei Skrofulose, Rachitis, Reaktionsschwäche, blepharer Conjunctivitis, subakuten und chronischen Katarrhen der oberen Luftwege, Lungen- und Rippenfellentzündung, akuter und chronischer Gastroenteritis, Hepatopathie mit Pfortaderstauung, Dyspepsie und Sodbrennen, seborrhoischen und trockenen Ekzemen, Furunkulose und Akne, Pyodermie und Ulcus cruris, Varizen, Hämorrhoiden, Muskel- und Gelenkrheumatismus.

Schwefel im Haar spiegelt sehr gut Gewebekonzentrationen wider.

Erkrankungen durch Schwefelkohlenstoff gehören zu den Berufskrankheiten und sind in der Bundesrepublik Deutschland melde- und entschädigungspflichtige Erkrankungen, die im Rahmen der Unfallversicherung den Arbeitsunfällen gleichgestellt sind.

Se	**Selen**
Normaler Tagesbedarf:	zwischen 50–200 µg
Therapeutische Dosis:	50–300 µg
Körperfunktionen:	Bauchspeicheldrüsenfunktion, Insulinproduktion, Stabilisierung der Zellmembran, Widerstand gegen Krebs
Therapeutische Anwendung bei:	Abwehrschwäche, entzündlichen rheumatischen Erkrankungen, Immunmangelsyndromen, Krebs, Autoimmunerkrankungen verschiedener Genese, Herzinfarkt, Arteriosklerose, Herzerkrankungen, Muskelerkrankung, Lebernekrose, Leberzirrhose bei Alkoholabusus, Gelbsucht von Säuglingen (besonders bei Frühgeburten),

	Diabetes mellitus Typ I, Bauchspeicheldrüsenentzündungen, Verbrennungsschäden, Legionärskrankheit (eine Form der Lungenentzündung), Bluthochdruck als Folge von Schwermetallbelastung, Grünem Star (Retinopathie), Grauem Star, Morbus Crohn, Zöliakie und bei Dialysepatienten, Schwermetallvergiftungen
Fördert die Aufnahme:	Vitamin E
Hemmt die Aufnahme:	Quecksilber, Cadmium, Arsen, Silber, Sulfate, Medikamente wie Paracetamol, Phenacetin, Antimalariamittel
Nahrungsquellen:	Vollkornprodukte, Vollreis, Fisch, Reis, Zwiebeln
Überschüsse durch:	Umwelteinflüsse, eine Selenzufuhr über 2,5 mg/Tag über längere Zeit

Selen – ein essentielles Spurenelement

Selen, das sich in einer Konzentration von 0,01 Prozent in unserem Körper befindet, ist ein biologisch notwendiges Element für den menschlichen Organismus.

Auch Felsgestein, Fossilien und Vulkangestein enthalten Selen. Der unterschiedliche Selengehalt in diesen Materialien führt zu unterschiedlichen Selengehalten in Acker- und Weideland. Die Bandbreite reicht von toxisch bis zu gering. Die Selenverfügbarkeit für Pflanzen ist vor allem von der chemischen Verbindung und dem pH-Wert des Bodens abhängig. Da die Selenaufnahme in Pflanzen mit der von Sulfat konkurriert, ist sie in sulfatgedüngten Böden reduziert. Saurer Regen und Bödenverunreinigung durch Schwermetalle setzten die Verfügbarkeit weiter herab.

Der geringe Selengehalt des Bodens und damit auch der Futtermittel in Europa hat Folgen für die weitere Nahrungskette. In Mitteleuropa wird die Selenversorgung als niedrig und teilweise als unzureichend angesehen.

Selen geht mit Schwermetallen eine feste Verbindung ein, was sich auch in der Therapie zur Entgiftung von Schwermetallen bewährt hat.

Der gesamte menschliche Körper enthält etwa 12 bis 20 mg Selen. Die Aufnahme erfolgt über den Dünndarm; die Ausscheidung über Harn, Stuhl und Atemluft.

Vor allem drei Gruppen von Menschen leiden unter Selenmangel:

Patienten mit Krebs, Erkrankungen des Immunsystems (Aids), Arteriosklerose, Herz-Kreislauf-Erkrankungen, Hypertonie, rheumatischen Erkrankungen und chronischen neurologischen Erkrankungen.

Die zweite Gruppe stellt die Patienten mit verminderter Aufnahme oder erhöhter Ausscheidung dar. Es sind Menschen, die parenteral ernährt werden müssen, die nach Operationen Infektionen oder eine Sepsis erlitten. In die gleiche Gruppe gehören Dialysepatienten, Zöliakie- und Morbus-Crohn-Patienten und Menschen, die sich massiven Abmagerungskuren unterziehen (länger als 4 Tage).

Zur dritten Gruppe zählen ältere Menschen, Schwangere, Frauen, die stillen, muttermilchfrei ernährte Babys, Alkoholiker, Raucher, Menschen mit erhöhter Schwermetallzufuhr, Menschen, die mit speziellen Medikamenten behandelt werden müssen, Verbrennungsopfer, also alles Patienten, die aus verschiedenen Gründen einen erhöhten Bedarf haben.

Selen und das Immunsystem

Selen hat eine direkte und indirekte Wirkung auf unsere Abwehrkraft. Bei Infektionen sollte immer an Selenmangel gedacht werden. Möglicherweise sind hämolytische Anämien und Herzmuskelerkrankungen auch auf Selenmangel zurückzuführen.

Selenmangel und Erkrankungen des rheumatischen Formenkreises

Großangelegte Selengaben in Selenmangelgebieten Ostsibiriens und Chinas in den achtziger Jahren zeigten gute Erfolge. Bereits vorhandene Gelenkveränderungen erwiesen sich als reversibel.

Die »British Arthritis Association« empfiehlt eine Selengabe bei Rheumapatienten bei gleichzeitiger Gabe von Vitamin A, C und E.

Selenmangel, Pankreatitis und Diabetes mellitus

Menschen mit chronischer und akuter Pankreatitis (Bauchspeicheldrüsenentzündung) haben stets einen erniedrigten Selenspiegel. Daneben vermindert ein Selen- und Vitamin-E-Mangel direkt die Fähigkeit zur Produktion der Inselzellen und verstärkt damit die Zuckerkrankheit.

Selen, Schwermetallvergiftung, Rauchen, Zahnamalgam

Selen spielt eine wichtige Rolle bei der Entgiftung von Schwermetallen. Beim Raucher gehen hohe Cadmiumwerte im Herzmuskel, in der Prostata und in den Nieren mit niedrigen Selenkonzentrationen einher. Selen bildet mit Cadmium selbst aus Eiweißbindungen heraus wasserunlösliche Verbindungen. Dadurch wird es seinen Antioxidationsaufgaben entzogen. Auch die Giftigkeit von Quecksilber wird durch die Gabe von Selen vermindert.

Die Bedeutung der Haaranalyse

Nachdem Selen Gewebekonzentrationen des Körpers reflektiert, werden an Hand der Haar-Mineralanalyse relativ zuverlässige Resultate erzielt. Extrem hohe Konzentrationen von Selen im Haar spiegeln nicht nur exogene Aufnahme über die Nahrungskette wider, sondern auch eine Aufnahme über die Haut.

Bei Kindern mit Selenmangel können Gaben bis zu 50 µg/Tag verabreicht werden.

Zu hohe Gaben rufen unter Umständen Zahnkaries hervor. Selen ist in sehr hoher Dosierung toxisch (giftig). Diese Vergiftungen äußern sich in Zahnanomalien, Karieshäufigkeit, Magen- und Darmstörungen, Gelbverfärbung der Haut und Leberkrankheiten.

Auch bei diesem lebenswichtigen, körpereigenen Element ist es wichtig, eine genaue Analyse in den Händen zu haben.

Homöopathisch wird Selen als *Selenium* in den Dilutionen D3 bis D8 verabreicht.

Selen hat einen Bezug zum zentralen Nervensystem, zu den männlichen Geschlechtsorganen, zu den peripheren Nerven, zu Kehlkopf und Haut.

Die Indikationen sind Neurasthenie, reizbare Schwäche, Prostatorrhö, Pollutionen, Impotenz, Ejaculatio praecox, Prostatitis, Epidymitis, Sängerheiserkeit, Migräne, Neuralgie und Akne vulgaris.

Si	**Silicium**
Normaler Tagesbedarf:	20–30 mg
Therapeutische Dosis:	unbekannt
Körperfunktionen:	Knochenverkalkung, Haut und Bindegewebe, Elastizität der Gefäße
Therapeutische Anwendung bei:	Osteoporose (Knochenentkalkung), Sehnenentzündungen, Herz- und Gefäßerkrankungen, Hauterkrankungen, Verdauungsstörungen, Nagelbrüchigkeit, Alterungsprozessen von Geweben und Skelettfehlbildungen
Fördert die Aufnahme:	faserreiche Nahrung
Hemmt die Aufnahme:	raffinierte Nahrungsmittel
Nahrungsquellen:	Vollkornprodukte, Kartoffeln, ballaststoffreiche Nahrungsmittel

Silicium kräftigt Haut und Haar

Der Anteil von Silicium in den oberen 16 Kilometern der Erdrinde, in den Meeren und der Lufthülle beträgt 27,5 Prozent. Damit ist es das zweithäufigste Element (Sauerstoff 50,5 Prozent), ein biologisches, essentielles Spurenelement. Es wird in geringen Mengen für normales Wachstum und einen gesunden Knochenhaushalt benötigt. Knochen, Zähne, Nägel, Haare und Collagen sowie praktisch alle Gewebe des menschlichen Organismus enthalten Silicium. Nachdem Silicium (Kieselerde) zur Festigung der Bindegewebe beiträgt und somit wichtig zur Gesunderhaltung des Knochengerüstes ist, bedarf dieses wichtige Spurenelement besonderer Aufmerksamkeit.

Gerade bei älteren Menschen enthalten die Körpergewebe weniger

Kieselsäure. Man hat festgestellt, daß Osteoporosepatienten und Patienten, die an Wachstumsstörungen litten, einen um bis zu 50 Prozent verringerten Kieselsäuregehalt hatten. Kolloidale Kieselsäure wird häufig erfolgreich in der Behandlung von Hauterkrankungen, Verdauungsstörungen und Störungen des Knochengerüstes eingesetzt. Alterungsprozesse gerade von Gelenken, Arterien und Bindegeweben werden durch Siliciummangel beschleunigt. Auch bei Lungenerkrankungen, Asthma und erhöhten Blutfettwerten hat man Siliciummangel festgestellt. Nebenwirkungen sowie Wechselwirkungen mit anderen Mitteln sind bisher nicht bekannt.

Homöopathisch wird Silicium, ein Konstitutionsmittel, als *Silicea acidum silicicum* (Kieselsäure) in der Verdünnung D12 und höher verabreicht.

Indikationen sind: Eiterungen, Obstipation, Ekzeme, Fisteln, Otitis media, Gehörgangsekzem, Parotitis, Nasenpolypen, Bindegewebsschwäche, Kopfschmerz, Gerstenkorn, Ulcus cruris, Dyskeratosen, Ganglion, Nierensteine, Kelloide, Parodontose, Angina tonsillaris, Nierensteinkoliken, Lymphdrüsenschwellung, Hühneraugen.

Die Leitsymptome sind:
1. Nervöse Erschöpfung mit Überempfindlichkeit
2. Abmagerung und schlechter Ernährungszustand
3. Frostigkeit und Neigung zu Erkältungen
4. Mangel an Eigenwärme
5. chronische Eiterungen
6. Schweiß am ganzen Körper nachts und früh
7. übler Geruch der Ausscheidungen
8. Beschwerden von unterdrückten Absonderungen
9. erschwerte Entleerung des Stuhls, der in den Darm zurückgleitet.

Haar-Siliciumwerte sind eine gute Widerspiegelung des Siliciumhaushaltes.

Sb	**Stibium (Antimon)**
Normaler Tagesbedarf:	unbekannt
Therapeutische Dosis:	unbekannt
Therapeutische Anwendung bei:	als Emetikum und Expectorans, Bilharziosis, Kala-Azar,

	Trichinosis, Orientbeule
Vergiftungserscheinungen:	Erbrechen, Schleimhautreizung, Magen-Darm-Krämpfe, Nierenstörungen, Muskelzucken, cerebrale Ausfälle, Hyperkeratose, Hautpigmente, Polyneuritis
Quellen:	Färberei, Farbherstellung, Metallindustrie, Papierherstellung
Hemmt die Aufnahme:	Vitamin B_1 und C
Fördert die Aufnahme:	Alkohol und Nikotin

Ein altes Hausmittel – aber auch giftig

Antimon, lateinisch Stibium, bildet den Übergang von Metallen zu Nichtmetallen. Es ist ein glänzendes, silberweißes, hartes, sprödes, leicht pulverisierbares Metall mit schuppiger Struktur beziehungsweise ein dunkelgraues, glänzendes Pulver. Gewonnen wird es durch das Röst-Reduktionsverfahren aus den Sulfiderzen oder durch die Niederschlagsarbeit.

Antimonverbindungen sind seit dem Altertum bekannt und werden technisch und medizinisch verwendet. Man nutzt Antimon auch zur Herstellung von Legierungen (Hartblei, Letternmetall, Weißguß, Britanniametall), zum Überziehen von anderen Metallen, für thermoelektrische Säulen, als Eisenschwärze (mit Zink gefälltes pulverförmiges Antimon), zum Färben von Gips und Pappmaché, in der Feuerwerkerei, als Antimon-Elektrode. Antimonsalze benötigt man zum Beizen in der Färberei, zur Herstellung von Antimonfarben, und sie haben auch eine starke physiologische Wirkung.

Antimonverbindungen wirken, wenn sie in die Blutbahn gelangen, fast ebenso giftig wie die verwandten Arsenverbindungen. Sie werden jedoch im Darmtrakt viel schwerer resorbiert. Außerdem rufen sie bei Einnahme starkes Erbrechen hervor, wodurch sie schnell wieder aus dem Körper entfernt werden. An Schleimhäuten treten schwere Reizwirkungen auf.

Akute Vergiftungen machen sich durch Kopfschmerzen, Schwindel, Erbrechen, Magen- und Darmbeschwerden (Krämpfe, Durchfälle) bemerkbar. Die Haut ist fahlgrau verfärbt, zyanotisch (bläulich). Es treten Muskelzuckungen, Störungen der Nierenfunktion und cerebrale Erscheinungen bis hin zum Koma auf. Eine chronische Vergiftung äußert sich durch eine Hyperkeratose (Hautverhornung) der Hände und Füße sowie Hautpigmentierungen, Polyneuritis mit Parästhesien (Kribbeln) und später Lähmungserscheinungen und maligne Tumoren.

Therapie bei akuter Vergiftung: Magenspülung und Carbo medicinalis (Arzneikohle), sofortige Behandlung mit Dimoroapol (Sulfaktin), Kreislaufmitteln, Schocktherapie, Vitamin B_1 und C sowie Nikotin- und Alkoholverbot.

Antimontartrat (Brechweinstein) und Antimonpentasulfid (Goldschwefel) werden in der Medizin als Emetikum (Brechmittel) und als Expectorans (Hustenmittel) verwendet.

Organische Antimonverbindungen (Fuadin, Neostibosan, Solustibosan) werden als Chemotherapeutikum benutzt und sind bei Bilharziose, Kala-Azar (Dum-Dum-Fieber), Trichinose und Orientbeule wirksam und sind überhaupt wertvolle Heilmittel bei vielen Tropenkrankheiten.

Homöopathisch wird Antimon, ein Konstitutionsmittel, als *Antimon crudum/Stibium sulfuratum nicrum* (Grau, Spieß, Glanz, Erz) in der Verdünnung D12 bis D30 und höher verwendet.

Die Indikationen sind Gastritis, Colitis ulcerosa, Dyspepsie, Hämorrhoiden, Hepatopathie, Gicht, Schwielen, Warzen, Rhagaden, Nagelwachstumsstörungen, Ekzeme, Varizellen, Erythema nodosum, chronische Blepharitis und Conjunctivitis, Bronchitis, chronische Rhinitis, Rhinopharyngitis, Keuchhusten, Ikterus katarrhalis, Gastroenteritis, Adipositas, Kondylome, Ikterus der Neugeborenen, Myalgie und Lumbago.

Antimonwerte im Haar reflektieren sehr gut Gewebewerte.

Sr	**Strontium**
Normaler Tagesbedarf:	unbekannt
Therapeutische Dosis:	unbekannt
Therapeutische Anwendung:	Remineralisierung des Körpers

Vergiftungserscheinungen:	gefährliches radioaktives Folgeprodukt von Kernwaffenexplosionen: Einlagerung in den Knochen, kanzerogene Wirkung
Quellen:	Erdalkalimetall, kommt als Mineral Strontranit vor

Strontium – seit Tschernobyl berüchtigt und gefürchtet

Strontium ist ein zweiwertiges Erdalkalimetall. In unseren Gewässern tragen Spuren von Strontium zur sogenannten Gesamthärte des Wassers bei. Strontium gehört neben Nickel, Silicium, Mangan und Vanadium zu jenen Spurenelementen, die nach dem derzeitigen Stand des Wissens wahrscheinlich als essentiell, also lebensnotwendig, eingestuft werden.

Strontium konkurriert mit Calcium um die Knocheneinlagerung und wird deshalb als Calciumschlepper zur Remineralisierung der Knochen angewendet. Es gelangt aber auch als Strontium 90 mit krebsfördernder Wirkung nach Kernwaffenexplosionen über Pflanzen, Pflanzenfresser und tierische Produkte in den menschlichen Organismus und wird dort in den Knochen abgelagert.

Strontium, ein silberweißes, ziemlich zähes, biegsames und wälzbares Metall, weicher als Blei, wird in der Luft schnell gelb und überzieht sich mit einer grauen Oxidschicht.

Strontiumbromid, Inhaltsstoff zahlreicher Sedativa, wird als Kontrastmittel gebraucht sowie gegen Übersäuerung des Magens und bei Epilepsie eingesetzt. Strontium carbonicum, kohlensaures Strontium, findet seine Anwendung bei der Raffinierung von Zucker und zur Herstellung irisierender Gläser. Strontiumlaktat, ähnlich dem Calciumlaktat, soll bei verschiedenen Nierenerkrankungen den Eiweißgehalt des Harns herabsetzen, ohne diuretisch zu wirken.

Strontiumnitrat findet seine Anwendung bei der Herstellung von Feuerwerkskörpern (Rotfeuer), Signallichtern und Streichhölzern, bei kristallurgischen Messungen und als Standard für die Atomabsorptionsspektroskopie. Strontiumoxid wird zur Herstellung von Strontiumhydroxid, Strontiumperoxid und Oxidkathoden (elektronenspendende Teile der Verstärker- und Gleichrichterröhren) verwendet.

Homöopathisch wird Strontium als *Strontium carbonicum* verabreicht. Die gebräuchlichsten Verdünnungen sind D6 und höher. Es findet Anwendung bei Muskelschmerzen, rheumatischen Erkrankungen und Asthma.

Strontium-Haarwerte können als zuverlässig angesehen werden und spiegeln eine Überbelastung des Körpers sicher wider.

Ta	**Thallium**
Teilweise sehr giftig!	
Normaler Tagesbedarf:	unbekannt
Therapeutische Dosis:	unbekannt
Therapeutische Anwendung:	als Inhaltsstoff von Amicillin
Vergiftungserscheinungen:	Übelkeit, Brechreiz, Durchfall, Nierenschädigung, Haarausfall, Polyneuropathie
Quelle:	Nagergift, Herstellung von Spezialgläsern, künstlichen Edelsteinen, Diamanten, Herstellung von Leuchtfarben und Grünfeuern für Signale, Trennung von Gestein
Wird unterdrückt:	Eisen III

Thalliumvergiftung – eine Berufskrankheit?

Thalliumvergiftungen sind melde- und entschädigungspflichtige Erkrankungen, die im Rahmen der Unfallversicherung den Arbeitsunfällen gleichgestellt sind.

Symptome einer Vergiftung: Nach leichten Initialsymptomen wie Übelkeit, Brechreiz, Erbrechen und Durchfall folgt ein freies Intervall von 2 bis 3 Tagen. Danach treten schwere gastroenteritische Erscheinungen (Brechkrämpfe, diffuse Durchfälle) und Nierenschädigung auf. Im weiteren Verlauf entwickelt sich eine toxische Polyneuropathie, von der besonders die unteren Extremitäten betroffen sind (anfänglich Parästhesien, dann Überempfindlichkeit). Auch psychische Veränderungen können auftreten.

Charakteristisch ist der völlige Ausfall des Haupthaares, frühestens am 13. Vergiftungstag. Auch Scham- und Achselhaare können betroffen sein. In leichten, sonst symptomlosen Fällen ist ein diffuser Haarausfall das einzige Merkmal (Verdachtssymptome).

Thalliumsalze werden gut resorbiert und reichern sich besonders in der Haut und ihren Anhangsgebilden, wie zum Beispiel in den Haaren, an. Sie werden durch die Niere und den Darm ausgeschieden. Ihre Halbwertzeit beträgt etwa 14 Tage. Thallium war auch Inhaltsstoff des berüchtigten Schlaf- und Beruhigungsmittels Contergan, das zu schweren embryonalen Mißbildungen führte und inzwischen verboten ist. Thalliumcarbonat wird als Reagenz auf Schwefelkohlenstoff und zur Herstellung von Diamantenimitationen verwendet. Thalliumchlorid findet seine Anwendung als Katalysator bei Chlorierungen.

Thalliumformiat wird in der Mineralogie zur Trennung verschiedener schwerer Gesteinskomponenten verwendet. Thalliumnitrat findet seine Anwendung als Reagenz zur quantitativen Bestimmung von Jod in Gegenwart von Chlor. Es ist wichtig für den mikrochemischen Nachweis von Halogenen und zur Herstellung von Thalliumpapier sowie von Grünfeuer für Signale. Thallium ist Inhaltsstoff in Amoxycillin, einem Penizillin. Außerdem benötigt man es zur Herstellung von Leuchtfarben, Spezialgläsern und künstlichen Edelsteinen. Thallium ist das typische Rattenvergiftungsmittel.

Homöopathisch wird Thallium als *Thallium sulfuricum* oder *acedicum* in den Verdünnungen D4 bis D12 verabreicht. Es hat Bezug zum zentralen Nervensystem, vegetativen Nervensystem, zu den peripheren Nerven, zum Magen-Darm-Trakt, zur Haut und zu den Schleimhäuten. Indikationen sind Alopezie und Neuritis.

Thalliumwerte im Haar spiegeln gut die Gewebekonzentration wider.

V	Vanadium
Giftig!	
Normaler Tagesbedarf:	unbekannt
Therapeutische Dosis:	unbekannt
Therapeutische Anwendung bei:	Staphylokokken, grampositiven Keimen
Vergiftungserscheinungen:	Rhinitis, Laryngitis, Bronchitis, Bronchopneumonie

Quellen:	Stoffindustrie, Druckindustrie, Metall- und Stahlerzeugung

Vanadium – Bestandteil eines Antibiotikums

Vanadium kommt bei der Eisen- und Kupferverhüttung und im Erdöl vor. Vanadiumverbindungen (Vanadiumpentoxid) sind starke Reizgifte. Akute Vergiftungen äußern sich durch Augenbrennen, Rhinitis und Laryngitis, chronische durch Bronchitis, Bronchopneumonie.

Vanadium ist ein stahlgraues, nicht brüchiges Metall, das sich kalt bearbeiten läßt. Das Metall fällt Gold, Silber und Platin aus ihren Salzen und reduziert Quecksilber-II- zu Quecksilber-I- und Eisen-III- zu Eisen-II-Verbindungen. Vanadium wird zur Legierung von Stahl, der sich durch besondere Festigkeit und Widerstandsfähigkeit auszeichnet, meist unter Zusatz von Chrom, verwendet (zum Beispiel für Werkzeuge).

Vanadiumverbindungen kommen auch als Beize in der Stoffdruckerei vor. Vanadium-(III)-Oxid findet seine Anwendung als Hydrierkatalysator. Vancomycin, ein Aminoglycosid-Antibiotikum, wirkt auf grampositive Keime bakterizid. Gramnegative Erreger sind völlig resistent.

Vancomycin ist ein gut wirksames Reserve-Antibiotikum zur Therapie schwerer Infektionen mit penizillin- und methizillinresistenten Staphylokokken oder bei Penizillinallergie.

Haar-Vanadiumwerte spiegeln gut Gewebekonzentration wider.

Vergiftungen mit Vanadium gehören zu den Berufskrankheiten und sind in der Bundesrepublik Deutschland melde- und entschädigungspflichtige Erkrankungen, die im Rahmen der Unfallversicherung den Arbeitsunfällen gleichgestellt sind.

Zn	**Zink**
Normaler Tagesbedarf:	Erwachsene 15 mg, Kinder 3–15 mg
Therapeutische Dosis:	20–100 mg
Therapeutische Anwendung bei:	Anämie, Alkoholismus, Arteriosklerose,

	Alopezie (Haarausfall), Adynamie, Apathie, Diabetes, Durchfällen, Geruchs- und Geschmacksverlust, Gonadenunterfunktion (Potenzstörungen, Unfruchtbarkeit), Haarausfall, hohem Cholesterinwert, Lebererkrankungen, Infektionen, Immunschwäche, Wachstumsstörungen, verminderter Wundheilung, Kachexie (Abmagerung), Krebs, Leukämie
Mangelsymptome:	Geruchs- und Geschmacksveränderung, Hautveränderungen (erythematöse vesicobullöse Dermatitis), Gonadenunterfunktion, verminderte Wundheilung, Wachstumsstörungen, Durchfälle, neurologische und psychische Störungen (Erregbarkeit, Zittern, cerebrale Ataxie, Apathie), Kachexie
Hemmt die Aufnahme:	erhöhte Phytat-, Stärke-, Phosphatzufuhr, orale Verhütungsmittel, Corticoide, Chelatbildner (Penicillinamin), Anabolika, Antimetabolika, Diuretika, Alkohol,

	hohe Einnahme von Calcium und Kupfer sowie rein vegetarische Ernährung
Nahrungsquellen:	Meeresfrüchte, Austern, Muskelfleisch (Rind, Kalb, Schwein, Innereien), Gewürze (Basilikum, Knoblauch, Paprika, Rosmarin, Salbei), Haferflocken
Überschüsse durch:	hoher Zinkspiegel zeigt oft einen Mangel an Zink an, geringe Einnahme kupferreicher Nahrung, Digitalispräparate und genetische Anlage

Zink läßt uns groß werden

Zink ist notwendig für die gesunde Entwicklung der Haut, der Knochen und des Haares und spielt auch bei der Wundheilung eine wichtige Rolle.

Der Körper des Erwachsenen enthält ungefähr 2,5 g Zink, ein Erwachsener benötigt etwa 15 mg täglich. Bei Schwangeren und stillenden Frauen steigt der Bedarf bis aufs Doppelte. Wie beim Eisen, so wird auch beim Zink nur ein Bruchteil der mit der Nahrung aufgenommenen Menge vom Körper tatsächlich verwertet. Im besten Fall sind dies bis zu 40 Prozent.

Zink fehlt bei Akne und Diabetes

Zinkmangel begünstigt Hautunreinheiten wie Furunkel und Ekzeme, die durch eine einfache Zinkzufuhr häufig beseitigt werden können. Eine Untersuchung in Schweden zeigte, daß Akne in bestimmten Fällen mit einer Erfolgsquote von 90 Prozent durch einfache Zufuhr von Zink und Vitamin A gebessert werden konnte. Zinkmangel kann eine Ursache von Prostatitis und verzögerter Geschlechtsreife sein.

Auch beim Insulinstoffwechsel spielt Zink eine wichtige Rolle. Haar-Mineralienanalysen zeigen, daß Patienten mit Diabetes fast durchwegs einen zu niedrigen Zinkspiegel aufweisen.

Zink steht in einem labilen Gleichgewichtsverhältnis mit Kupfer und

Mangan. Das heißt, Kupfer und Mangan können es verdrängen und umgekehrt.

Zink in Kindheit und Pubertät

Die vielfältige Rolle von Zink im biologischen Geschehen, besonders beim Aufbau von Eiweiß und bei der Enzymfunktion, führt zu einem gesteigerten Zinkbedarf während des Wachstums. Zinkmangel manifestiert sich während der Kindheit und der Pubertät besonders rasch und drastisch. Heute ist bekannt, daß Zink für das Wachstum und die sexuelle Entwicklung des Jugendlichen von großer Wichtigkeit ist. Bereits geringer Zinkmangel kann zu Wachstumsverzögerungen und verspäteter sexueller Reifung führen. Zwergwuchs, eine Verkleinerung der Geschlechtsteile sowie eine Vergrößerung der Leber können durch Zinkmangel hervorgerufen werden.

Zink und Leistungssport

Zink erhöht Muskelkraft und Ausdauer. Eine Untersuchung an 160 Athleten in Deutschland ergab, daß 23 Prozent der Männer und 43 Prozent der Frauen Zinkwerte unterhalb des angenommenen gesunden Mindestwertes hatten.

Zink spielt auch eine große Rolle beim Eiweißumbau und wird deshalb bei einem verstärkten Muskelaufbau vermehrt benötigt. Jeder Leistungssportler muß deswegen auf eine ausreichende Zinkzufuhr achten. Die besonders kohlehydratreiche Ernährung der Sportler ist relativ zinkarm und spielt deshalb bei der Unterversorgung dieser Bevölkerungsschicht eine Rolle.

Zink und die Sinnesorgane

Zink ist wichtig für Sehen, Schmecken und Riechen.

Zwischen Zink und Vitamin A gibt es zahlreiche metabolische Zusammenhänge. Bei Zinkmangel wird der Vitamin-A-Metabolismus gestört, wodurch Sehstörungen ausgelöst werden. Daß ein Vitamin-A-Mangel Nachtblindheit auslöst, ist schon länger bekannt, daß dies aber nur in einer Kombination mit Zinkmangel vorkommt, ist Wissen neueren Datums. Zink scheint auch eine wichtige Rolle bei der Entwicklung von Augen und Sehfunktionen ungeborener Kinder zu spielen. Typische Mißbildungen von Kindern alkoholischer Mütter, die an Zinkmangel leiden, geben Anhaltspunkte für die Wichtigkeit von Zink bei der Entwicklung.

Es ist auch erwiesen, daß Zinkmangel den Geschmackssinn verändert und den Geruchssinn beeinträchtigen kann. So wurden etliche Personen, die unter Geruchswahrnehmungsstörungen litten, mit Zink behandelt, mit dem Erfolg, daß der Geruchssinn sich vollständig wieder einstellte. Auch bei Patienten mit Leberzirrhose, die häufig unter Zinkmangel leiden, wurden Störungen des Geruchssinns beobachtet.

Zink in der Geriatrie

Zinkmangel ist bei älteren Menschen nicht ungewöhnlich. Häufigkeit und Schwere von Zinkmangel und die genauen Entstehungsmechanismen bei älteren Menschen sind noch nicht ganz genau bekannt. Ihre Haar-Analysenwerte und Eßgewohnheiten lassen jedoch vermuten, daß eine Zinkunterversorgung öfter vorkommt, als man bisher angenommen hat.

Zink verbessert auch die Immunabwehr bei älteren Menschen und wird für den veränderten Zellstoffwechsel benötigt.

Zinkmangel wurde bei älteren Menschen mit folgenden Erscheinungen in Verbindung gebracht:

1. Wundheilungsstörungen
2. Störungen des Geschmackssinns und die Entwicklung degenerativer cerebraler Erkrankungen (Gehirnerkrankungen).

Zink im Haar

Zink liegt im Haar in fest gebundener Form vor und kann – muß – dem stabilen Zinkpol zugeordnet werden. Dunkle Haare haben gegenüber helleren Haaren höhere Zinkwerte. Geschlecht und Lebensphase spielen hierbei auch eine wichtige Rolle.

Zink in der Ernährung

Die tägliche Zufuhr liegt in Industrienationen oft unterhalb des Tagesbedarfs. Ursache dafür ist die Verwertbarkeit von Zink in der Nahrung und die Retention von Zink im Körper sowie die Ausscheidung von Zink über Stuhl, Urin und Schweiß. Der Zinkgehalt in der Nahrung wechselt stark, weil die Bodenkonzentration an diesem Metall geographisch recht verschieden ist. Grundsätzlich ist festzustellen, daß vegetarische Kost die Zinkverarmung des Organismus begünstigt.

Wenn der Körper nach Verletzungen, Operationen, Verbrennungen und starkem Schwitzen (etwa bei Leistungssportlern) viel Zink verliert, kommt es leicht zu einer negativen Zinkbilanz.

Phytatreiche Nahrung wie Weizenkleie, Sojabohnen und Erdnüsse vermindern eine Zinkresorption.

Homöopathisch wird Zink als *Zincum metallicum* (metallisches Zink) und als *Zincum valerianicum* (Zinkisovalerianat) verabreicht. Die gebräuchlichsten Verdünnungen sind D3 bis D12 und höher.

Zink hat eine Beziehung zum zentralen Nervensystem, peripheren Nervensystem, zu Herz und Gefäßen, den Augen und dem Magen-Darm-Kanal.

Die Indikationen von metallischem Zink sind cerebrale Reizzustände, Meningismus, Neurasthenie, Hypochondrie, Neuro- und Psychopathie bei Kindern, Epilepsie, Neuralgien, nervöse Magen-Darm-Störungen, nervöse Miktionsstörung, Ischias, Varizen, Conjunctivitis, Dysmenorrhö.

Chronische Vergiftungen kommen in Hüttenbetrieben durch Einatmen von Zinkstaub oder Zinkoxid vor. Das Zinkfieber ist eine allergische Reaktion auf die Einwirkung von Zinkdämpfen. Die tödliche orale Dosis beträgt bei Zinkchlorid ein bis zwei Gramm, bei Zinksulfat drei bis fünf Gramm.

Bedeutung der Haar-Zinkwerte

Haar-Mineralwerte stimmen mit Zinkwerten anderer Gewebe gut überein. Extrem hohe Werte spiegeln jedoch möglicherweise einen Zinkmangel wider.

Die Erklärung hierfür sind eine verringerte Wachstumsrate des Haares und Resorptionsstörungen.

DRITTER TEIL
Die Vitamine

Vitamine sind lebensnotwendig

Vitamine sind für den Ablauf der Stoffwechselvorgänge in unserem Körper unentbehrlich. Sie steuern in freier Form oder als Bestandteil von Enzymen die Energiegewinnung und den Zellaufbau, sind an der Bildung von Hormonen beteiligt und bringen unser Abwehrsystem in Schwung.

Vitamine werden mit der Nahrung aufgenommen. Lediglich Vitamin D wird normalerweise im Körper von Erwachsenen mit Hilfe der Sonnenbestrahlung in ausreichender Menge produziert, nur Kleinkinder bis zu zwei Jahren haben einen zusätzlichen Bedarf.

Mit Sicherheit gibt es eine große Zahl von Kindern, Jugendlichen, aber zum Teil auch von Erwachsenen, die sich nicht ausreichend mit Vitaminen versorgen. Dies liegt an einseitiger Ernährung, zum Beispiel am Genuß stark zuckerhaltiger Lebensmittel, oder auch am fehlenden Wissen vom Umgang mit den Vitaminen in frischen Lebensmitteln (falsche Garweisen).

Insbesondere bei den Vitaminen der B-Gruppe (vor allem B_1, B_2, B_6 und Folsäure) wird die Zufuhr als besonders verbesserungsbedürftig angesehen.

Der tägliche Bedarf an Vitaminen ist von Mensch zu Mensch verschieden. Starke körperliche Belastungen erfordern auch eine höhere Zufuhr an Vitaminen, ebenso wie Schwangerschaft oder Rekonvaleszenz nach schweren Krankheiten.

Die biologische Aktivität von Vitaminen ist weltweit einheitlich in Internationalen Einheiten (I. E.) festgelegt. Dieses Maßsystem hat den Vorteil, daß es bei Vitaminen, die aus mehreren Einzelsubstanzen mit unterschiedlicher Wirksamkeit bestehen, zu einer einheitlichen Wertung führt.

Bei den Vitaminen unterscheiden wir *fettlösliche* (wie die Vitamine A, D, E und K) und *wasserlösliche* (wie den Vitamin-B-Komplex und das Vitamin C). Die fettlöslichen Vitamine können im Körper gespeichert werden. Nach ausreichender Versorgung kann man daher auch eine Zeit-

(Weiter auf Seite 125)

Fragebogen: Vitaminmangel

	Ja	Nein
Sind Sie energielos, müde, schlapp?		
Schwellen Ihre Fußknöchel an?		
Haben Sie Hautunreinheiten?		
Ist Ihre Haut trocken und schlaff?		
Müssen Sie mehr als zweimal pro Nacht Wasser lassen?		
Sind Ihre Muskeln schwach?		
Sind Sie leicht atemlos?		
Haben Sie Muskelkrämpfe?		
Sind Sie wetterfühlig?		
Frieren Sie oft?		
Sind Ihre Augenlider geschwollen?		
Nehmen Sie leicht an Gewicht zu?		
Sind Ihre Hände und Füße kalt?		
Ist Ihr Herzschlag unregelmäßig?		
Brennen Ihre Hände und Füße?		
Sind Sie vergeßlich?		
Haben Sie Haarausfall?		
Sind Ihre Finger dick?		
Sind Sie antriebslos?		
Neigen Sie zu Infektionen?		
Heilen Ihre Wunden schlecht?		
Haben Sie oft Nacken-, Kopf- oder Rückenschmerzen?		
Sind Ihre Augen lichtempfindlich?		
Sind Ihre Cholesterinwerte hoch?		
Ist Ihr Blutdruck hoch?		
Ist Ihr Blutdruck niedrig?		
Haben Sie Geruchsverlust?		
Brechen Ihre Nägel?		
Haben Sie Ängste?		

Wenn Sie mehr als drei Fragen mit einem Ja beantworten müssen, so lesen Sie das Kapitel Vitamine besonders sorgfältig durch.

lang ohne Zufuhr auskommen. Die meisten wasserlöslichen Vitamine dagegen kann man nur wenige Tage entbehren, denn sie müssen laufend nachgeliefert werden. Gerade bei diesen Vitaminen kommt es infolge falscher Zubereitung zu großen Verlusten.

Natürliche Vitamine sind in der Regel synthetischen überlegen. Sie enthalten Begleitstoffe, zum Beispiel Flavonoide, die die Vitaminwirkung ergänzen (gilt für Vitamin C).

Die biologische Aktivität von Vitaminen ist je nach Herkunft verschieden. Bei Vitamin E ist das natürlich vorkommende D-Alpha-Tokopherol um 50 Prozent wirksamer als bei dem synthetischen Vitamin E.

Grundsätzlich sollte der Vitaminbedarf durch eine vollwertige Ernährung abgedeckt werden. Dabei muß man allerdings berücksichtigen, daß Vitamine durch Licht, Luft, Temperatur, Magensäure, Alkali im Darm und durch die Verarbeitung der Nahrung zerstört werden können.

Bei Kindern und älteren Menschen ist es besonders wichtig, den Vitaminbedarf unter allen Umständen zu decken. Denn gerade bei diesen beiden Gruppen findet man ein geändertes Ernährungsverhalten, verminderte Stoffwechselaktivität und erhöhte Schutzbedürftigkeit vor Krankheiten.

Vitamine im Überblick

Vitamin A (Retinol) *Fettlöslich*	
Normaler Tagesbedarf:	Erwachsene 300–6000 I. E., Schwangere und Stillende 600 I. E., Kinder 1500–3000 I. E., je nach Alter (eine I. E. = 0,3 µg)
Therapeutische Dosis:	100 000–500 000 I. E.
Körperfunktionen:	am Sehvorgang beteiligt (»Augenvitamin«), Bestandteil des Sehpigments, wichtig für Haut und Schleimhäute, Aufbau des Knochengerüstes und des Zahnschmelzes, Wachstum, Fortpflanzung und die Leistungsfähigkeit jeder Körperzelle

Therapeutische Anwendung bei:	Nachtblindheit, Mangel an Sehpigmenten, Austrocknung/Verhornung von Bindehaut und Schleimhaut, Störung der Fettresorption, Bauchspeicheldrüsenerkrankungen und Gallengangverschluß, Akne, Lichtempfindlichkeit, rauher, trockener, schuppiger Haut und trockenem, sprödem Haar, Schuppenbildung, brüchigen Fingernägeln (wenn Calcium- und Zinkmangel vorhanden sind), Befruchtungsschwierigkeiten, Anfälligkeit gegenüber Erkältungen, Infektionen des Atmungsapparates, Harninfektionen, Geschwüren in Mund und Ohr
Nahrungsquellen:	Milch, Milchprodukte (Butter, Käse), Ei und Eidotter; kommt in pflanzlichen Lebensmitteln als β-Karotin (Provitamin A) vor; in vielen Gemüsesorten und Früchten enthalten, besonders in Karotten, Spinat, Paprika, Grünkohl, Hagebutten, Kürbis, Aprikosen

Vitamin A läßt uns besser sehen

Vitamin A (Retinol) kommt nur in Lebensmitteln tierischer Herkunft vor.

In pflanzlichen Lebensmitteln befindet sich lediglich seine Vorstufe (Provitamin) in Form der Karotine. Die verschiedenen Karotine können im Körper des Menschen mit unterschiedlichem Wirkungsgrad in Vitamin A umgewandelt werden.

Eine ungenügende Zufuhr von Vitamin A führt zu Funktionsstörungen an Haut und Schleimhäuten. Erste Symptome sind die Funktionsstörung der Netzhaut, eine Herabsetzung des Dämmerungssehens und Nachtblindheit. Ausgeprägte Mängel findet man eigentlich heute nur noch in Entwicklungsländern.

Vitamin A ist licht- und sauerstoffempfindlich, aber hitzestabil. Die Vitamin-A-Verluste bei der Nahrungszubereitung betragen 10 bis 20 Prozent. Das fettlösliche Vitamin ist bezüglich der Aufnahme von der Fettzufuhr in der Nahrung abhängig. Deshalb sollte Karottensaft immer mit etwas Pflanzenöl vermischt getrunken werden. Die Aufnahme von Beta-Karotin ist vom Zerkleinerungsgrad der pflanzlichen Nahrungsmittel abhängig. Das heißt, aus feingeriebenen Karotten wird mehr Karotin als aus grob geriebenen aufgenommen.

Vitamin A kann auch überdosiert werden, was zu Stoffwechselstörungen mit Folgen wie Knochenveränderungen sowie Entzündungen und Blutungen in verschiedenen Geweben führt.

Vitamin B_1 (Thiamin)

Wasserlöslich

Normaler Tagesbedarf:	Erwachsene 1,4 bis 1,6 mg, Schwangere ab dem 4. Monat 1,6 mg, Stillende 1,8 mg, Kinder 0,6–1,4 mg Der normale Tagesbedarf ist abhängig vom Kohlehydratgehalt der Nahrung. Bei sehr hoher Zufuhr von Kohlehydraten besteht auch ein deutlich erhöhter Vitamin-B_1-Bedarf.
Therapeutische Dosis:	100–300 mg
Körperfunktionen:	notwendig für die Verbrennung der Kohlehydrate, notwendig für Organe, die bei der Energiegewinnung auf Kohlehydrate angewiesen sind (Nerven, Gehirn, rote Blutkörperchen), stabilisiert den Appetit und den Muskeltonus des Verdauungsapparates

Therapeutische Anwendung bei:	Beri-Beri, Störungen des Kohlehydratstoffwechsels (Energiegewinnung), Nervenschmerzen, Muskelschwund, Konzentrationsschwäche, Müdigkeit, erhöhte Reizbarkeit, Gewichtsverlust, Herzbeschwerden bei geringsten Anstrengungen, Appetitmangel, erhöhtem venösem Druck, Emotionen, emotionalen Störungen wie Angstgefühl, Verwirrung, Vergeßlichkeit, verstopften Haarfollikeln, Lähmungen
Nahrungsquellen:	Getreide und Getreidevollkornprodukte, Samen, Nüsse, Hülsenfrüchte und Hefe

Vitamin B_1 (Thiamin)

Vitamin B_1 ist hitze- und sauerstoffempfindlich. Bei der Lagerung von Lebensmitteln und bei der Lebensmittelzubereitung können deshalb Verluste bis zu 25 Prozent eintreten. Ist ein Lebensmittel stark geschwefelt (Trockenfrüchte und Trockengemüse!), wird damit praktisch das gesamte Vitamin B_1 zerstört.

Die größten Vitamin-B_1-Träger sind Getreide und Getreidevollkornprodukte, Samen, Nüsse, Hülsenfrüchte und Hefe. In Obst, Gemüse und Milchprodukten kommt dieses Vitamin nur in geringer Konzentration vor. 5 g Hefe enthalten die Hälfte, 100 g Weizen (Vollkorn) etwa ein Drittel des Tagesbedarfs an Vitamin B_1.

Alkohol ist nicht nur ein Nervenkiller, sondern auch ein Räuber von Vitamin B_1. Akuter und chronischer Mißbrauch dieses Suchtstoffes hat unterschiedliche neurologische Erkrankungen und Symptome zur

Folge. Bei einem akuten Abusus sind dies vor allem direkte Schädigungen des Nervensystems wie zum Beispiel Blackouts.

Bei allen Grunderkrankungen, bei denen ein Vitaminmangel angenommen werden muß wie Diabetes mellitus (Zuckerkrankheit), Hyperthyreose (Schilddrüsenüberfunktion) und Aufnahmeschwierigkeiten über den Darm, ist Vitamin B_1 genauso indiziert wie bei Alkoholerkrankungen.

Vitamin-B_1-Mangel ist auch oft eine Folgeerscheinung extremer Abmagerungskuren. Er bewirkt auch einen Verlust der Sinneswahrnehmung. Wird Thiamin vermehrt zugeführt, so erhöhen sich die Körperreaktionen und -koordination.

Da dieses Vitamin außerordentlich wichtig für den Kohlehydratstoffwechsel ist und auch den Muskeltonus verstärkt, benötigen es gerade Athleten, in etwa 1 mg pro 1000 kcal. Die Tageszufuhr ist abhängig vom Kohlehydratgehalt der Nahrung. Bei sehr hoher Zufuhr von Kohlehydraten besteht auch ein deutlich erhöhter Vitamin-B_1-Bedarf.

Polierter Reis, also weißer, enthält kein Thiamin mehr. Daher sollten sie in der Küche nur unpolierten braunen Naturreis verwenden!

Vitamin B_2 (Riboflavin)

Wasserlöslich

Normaler Tagesbedarf:	Erwachsene 1,7 bis 2,0 mg, Schwangere ab 4. Monat 2,0 mg, Stillende 2,3 mg, Kinder 0,7 bis 1,6 mg
Therapeutische Dosis:	20–30 mg
Körperfunktionen:	Wirkgruppenbestandteil von ca. 60 Enzymen, hat große Bedeutung für viele Stoffwechselprozesse, insbesondere für den Eiweiß- und Energiestoffwechsel, ist am Sehprozeß beteiligt und für normales Wachstum nötig
Therapeutische Anwendung bei:	Haut- und Schleimhauterkrankungen, Rötung und Schuppenbildung der Haut,

	Mundwinkelrhagaden (eingerissenen Mundwinkeln), Atrophie (Schwund) der Zungenschleimhaut, brüchigen Nägeln, Müdigkeit, Antriebsschwäche, fettiger, schuppiger Hautentzündung, gehemmter Anämie
Nahrungsquellen:	Milch und Milchprodukte (Sauermilch), Käse, Getreide und Getreidevollkornprodukte, Hefe

Vitamin B_2 (Riboflavin)

Riboflavin ist für Wachstum, Blutbildung, Zellatmung und Zellerhaltung wichtig und wird für die Formierung von etwa 60 Enzymen sowie für die Funktionen des Eiweiß-, Fett- und Kohlehydratstoffwechsels benötigt.

Es ist licht-, hitze- und sauerstoffempfindlich. Daher treten auch Verluste bei der Lebensmittellagerung auf. Die Vitamin-B_2-Verluste bei der Zubereitung betragen in etwa zwischen 10 und 20 Prozent. Setzt man zum Beispiel ein Glas Milch dem Sonnenlicht aus, wird der Großteil des Riboflavingehaltes innerhalb einer Stunde zerstört. Milch, in Glasflaschen aufbewahrt, verliert auf diese Weise fast jegliches Riboflavin.

Der menschliche Körper speichert nur geringe Mengen von Vitamin B_2. Der Großteil wird mit dem Urin ausgeschieden. Deshalb sind selbst hohe therapeutische Dosen von Vitamin B_2 unschädlich. Ein Fünftel des Tagesbedarfs ist in etwa 100 g Käse oder ¼ l Milch enthalten. In Obst und Gemüse kommt es nur in geringer Konzentration vor.

Vitamin B_3 (Pantothensäure) *Wasserlöslich*	
Normaler Tagesbedarf:	Erwachsene etwa 6–8 mg, Schwangere etwa 10 mg, Stillende etwa 10 mg
Therapeutische Dosis:	500–1000 mg

Körperfunktionen:	zentrale Funktion im Kohlehydrat-, Aminosäure- und Fettstoffwechsel, notwendig zur Produktion von Co-Enzym A, wichtig für Antikörperbildung und Schleimhautschutz
Therapeutische Anwendung bei:	Überempfindlichkeit der Haut, Wachstums-, Reflex- und Gleichgewichtsstörungen, Gefühllosigkeit, Brennen von Händen und Füßen, Verdauungsbeschwerden, Verstopfung, Persönlichkeitsveränderungen, Arthritis, Schwindel, Tachycardie (schneller Herzschlagfolge) und Unterzucker
Nahrungsquellen:	Hefe, Weizenkleie, Gemüse, Eidotter, Erbsen

Pantothensäure

Pantothensäure, Bestandteil aller lebenden Zellen und des Co-Enzyms A gehört zum Vitamin-B-Komplex.

Sie ist unempfindlich gegen Licht und Sauerstoff.

Bei Antibiotikatherapie, Verletzungen und Streß erhöht sich der Bedarf an Pantothensäure. Pantothensäure spielt eine Rolle bei der Kohlehydrat- und Eiweißsynthese, bei der Fett- und Cholesterinsynthese, ist wichtig für die Antikörperproduktion und hilft bei der Bildung von Acetylcholin, einem wichtigen Regulator der Nervenzellen. Sie schützt die Schleimhäute vor Infektionen und hilft der Leber bei ihrer Entgiftung.

Ein Mangel an Pantothensäure läßt die Haare anormal ergrauen. Psychosen und nervöse Erkrankungen sind unter Umständen milde Pantothenmangelerscheinungen.

Da Pantothensäure in allen pflanzlichen und tierischen Zellen synthetisiert wird, kann man in unseren Breiten von Mangelerscheinungen nicht reden.

Vitamin B_6 (Pyridoxin) *Wasserlöslich*	
Normaler Tagesbedarf:	abhängig von der Eiweißzufuhr: Erwachsene 1–2 mg, bei Kraftsportlern mit extrem hohem Eiweißumsatz bis zu 2,8 mg, Schwangere 2,6–3,6 mg, Stillende 2,0–2,5 mg
Therapeutische Dosis:	100–600 mg
Körperfunktionen:	wichtig für den Eiweißstoffwechsel (Auf-, Um- und Abbau der Aminosäuren), Förderung der Aminosäureresorption und des Transports in die Zelle, Beteiligung an der Blutbildung, wichtig für die Reizübertragung im Nervensystem, wichtig für die Antikörperproduktion und die Stabilisierung im Säure-Basen-Haushalt
Therapeutische Anwendung bei:	Schwangerschaftserbrechen, Störungen des Eiweißstoffwechsels, des Wachstums, der Funktion des zentralen Nervensystems (Gehirnstoffwechsel) sowie Dermatitis (Hautentzündung), Glossitis (Zungenentzündung) und Nervenentzündungen, Morbus Parkinson, Schwindel, Brechreiz, Erbrechen, Nierensteinen und Abmagerung
Nahrungsquellen:	Hefe, Vollkornprodukte,

	Weizenkeime, Kleie, Kartoffeln, Vollmilch, Milchprodukte, Sojabohnen, Gemüse, Nüsse, Eidotter, Fleisch, Innereien und Fisch

Vitamin B_6 (Pyridoxin)

Vitamin B_6 ist lichtempfindlich, aber hitzestabil, und es hat eine gute Lagerfähigkeit. Es wird bei Schwangerschaftserbrechen, Reisekrankheit, Strahlenkrankheit, bei Neuritiden, Tunnelsyndromen (zum Beispiel Carpaltunnelsyndrom) und bei Vitamin-B_6-Mangelkrämpfen der Säuglinge empfohlen.

Extreme Streßzustände bewirken einen Verlust von Vitamin B_6, zusammen mit Zink und Vitamin C. Zeichen eines Mangels sind Depressionen, unruhiger Schlaf, Alpträume oder mangelnde Traumerinnerung.

Vitamin B_6 ist auch ein wichtiges Adjuvans bei der Therapie von Arthritis, verschiedener Formen rheumatischer Beschwerden und bei lokalen Ödemen (zum Beispiel bei der Mittelohrentzündung). Auch Allergiker haben einen erhöhten Bedarf an Vitamin B_6. Die Einnahme der Antibabypille kann auf Dauer einen Vitamin-B_6-Mangel mit Depressionen bewirken. Anämien mit niedrigem Serumeisen bessern sich häufig allein mit einer B_6-Therapie.

Eine große Zahl von unerwünschten Umweltstoffen, Giften und zum Teil auch Medikamenten (Hydrazine und Tartrazine) sind oft Ursache von Vitamin-B_6-Mangel.

Die Hälfte des Tagesbedarfs eines Erwachsenen kann bereits mit 15 g Bierhefe oder mit 25 g Weizenkeimen gedeckt werden.

Vitamin B_{10} (Paraaminobenzolsäure)
Wasserlöslich

Normaler Tagesbedarf:	unbekannt
Therapeutische Dosis:	in den USA ist eine Kur gegen graue

	Haare bekannt: einige Wochen lang täglich 1000 µg PABS mit 400–800 µg Folsäure
Körperfunktionen:	Rohstoff von Folsäure und Schutzfaktor von Folsäure und Pantothensäure, wichtiger Gegenspieler von Sulfonamiden, die Nebenwirkungen wie Verdauungsprobleme, Nervosität und Depressionen hervorrufen können; beteiligt am Proteinstoffwechsel und an der Bildung von roten Blutzellen
Therapeutische Anwendung bei:	Sonnenbrand (Sonnenschutzfaktor gegen Hautkrebs und Vitiligo), Ekzemen, grauem Haar und Haarverlust, Depressionen; erhöhter Bedarf bei Einnahme von Penicillin und Sulfonamiden
Nahrungsquellen:	Vollkorn, Leber, Nieren, Weizenkeime, Hefe, Melasse, Molke, Tomaten

Vitamin B_{12} (Cobalamin)

Wasserlöslich

Normaler Tagesbedarf:	Erwachsene 3–6 µg (1 mg = 1000 µg), Schwangere 4–7,5 µg, Stillende 4–7,5 µg
Therapeutische Dosis:	30–1000 mg
Körperfunktionen:	Bildung der roten Blutkörperchen,

	von Enzymen und der Nukleinsäure, Bestandteil des Zellkerneiweißes, notwendig bei Protein-, Fett- und Kohlehydratstoffwechsel und für die Lactation
Therapeutische Anwendung bei:	Pernizöser Anämie (Bildung der roten Blutkörperchen im Knochenmark ist gestört), Nervenschädigungen, Störungen des Eiweißstoffwechsels in den Zellen, Wachstumsstörungen, Apathie, Jucken und Prickeln der Arme und Beine, Rückenschmerzen, schmerzhafter Zunge, Schwäche
Nahrungsquellen:	Milch und Milchprodukte, Eier, Fleisch, Innereien, Fisch

Vitamin B_{12} (Cobalamin)

Vitamin B_{12} ist das einzige Vitamin mit einem Mineralstoff- bzw. Spurenelementbestandteil. Es enthält Cobalt. Die Aufnahme in den Körper gelingt nur mit Hilfe einer Eiweiß-Zucker-Verbindung (Intrinsicfaktor), die in der Magenschleimhaut produziert wird. Bei Erkrankungen der Magenschleimhaut (Entzündungen, Gastritis, Ulcus) ist auch die Vitamin-B_{12}-Resorption gestört.

Cobalamin ist licht-, sauerstoff- und hitzeempfindlich. Es ist für die Regeneration von Knochenmark und für die Bildung roter Blutkörperchen notwendig. Sobald ein Vitamin-B_{12}-Mangel besteht, ist das Knochenmark unfähig, gesunde rote Blutkörperchen zu produzieren. Die Zellen vergrößern sich zwar, sind jedoch nur in geringeren Mengen vorhanden und können den Hämoglobintransport nur unvollständig durchführen. Sauerstoffarmut ist die Folge.

Die Symptome von B_{12}-Mangelerscheinungen sind mannigfaltig. Sie reichen von starkem Herzklopfen, Herzschmerzen, Atemlosigkeit, Ödemen, Verfärbung der Gelenkenden, Licht- und Geräuschempfindlichkeit, Gedächtnisschwund, Depressionen bis hin zu Psychosen und geistigen Problemen.

Vitamin B_{13} (Orotsäure)

Wasserlöslich

Normaler Tagesbedarf:	Erwachsene 50–200 mg
Therapeutische Dosis:	'unbekannt
Körperfunktionen:	wirkt als Transportmolekül für Magnesium; kann zum Teil Methionin und B_{12} ersetzen; Schutz für die Leber
Therapeutische Anwendung bei:	Verminderung von Gichtrisiko bei erhöhten Harnsäurewerten; der Auflösung von Harnsäuresteinen. Orotsäure ist in größeren Mengen in Schafsmilch vorhanden, die zur Behandlung von Leberschäden, Magen- und Darmleiden sowie Durchfall bei Säuglingen verwendet werden kann
Nahrungsquellen:	Schafsmilch, Kefir, Buttermilch, Joghurt, Quark, Sauerkraut

Vitamin B_{15} (Pangamsäure)

Wasserlöslich

Normaler Tagesbedarf:	Erwachsene 50 mg
Therapeutische Dosis:	Erwachsene 50–150 mg
Körperfunktionen:	wirkt wie Vitamin E als Antioxidans;

	Alternative zu Corticoiden, weil sie keine Nebenwirkungen zeigt; fördert Sauerstoffzufuhr zum Gehirn und lindert Schmerzen bei Migräneanfällen
Therapeutische Anwendung bei:	benötigt für Spannung und Entspannung von Muskelfasern; wird in der Sowjetunion oft von Kraftsportlern, Ruderern und Athleten gebraucht; Verlängerung von Zell-Leben, Blutdrucksenkung, Arteriosklerose, Psoriasis, Hepatitis, Asthma, Stimulierung des Immunsystems
Nahrungsquellen:	Hefe, brauner Reis, Vollkorn, Sesamkerne, Reisschalen, Mais, Pferdeleber, Rindsblut, Aprikosenkerne

Vitamin B_{17} (Laetril)

Wasserlöslich

Normaler Tagesbedarf:	Erwachsene bis 0,25 g
Therapeutische Dosis:	Erwachsene 0,25–1,0 g
Körperfunktionen:	cyanogenetische Glucoside können Blausäure freisetzen, und dazu gehören Bittermandelstoffe oder Laetril. Das Cyanid, aus dem Laetril freigesetzt, wandelt sich in Krebszellen zu einem Produkt um, das spezifisch

	krebshemmend ist. Beim gesunden Menschen kann eine Dosis von 100 g bitteren Mandeln oder Aprikosenkernen tödlich sein
Therapeutische Anwendung bei:	als Antikrebsmittel sehr umstritten
Nahrungsquellen:	Früchtekerne, zum Beispiel von Aprikosen, Äpfeln, Pflaumen, Nektarinen, Kirschen

Inositol (zum Vitamin-B_2-Komplex gehörend)
Wasserlöslich

Normaler Tagesbedarf:	Erwachsene 500–1000 mg
Therapeutische Dosis:	Erwachsene 1–10 g Nebenwirkungen bei Megadosis unbekannt
Körperfunktionen:	Wachstumsfaktor, der neuerdings den Baby-Fertignahrungen zugeführt wird; Bildung von Spermien, Nervenübertragung, wichtig für die Durchlässigkeit der Zellwand
Therapeutische Anwendung bei:	Behandlung von Haarausfall, von Fettleber und Leberzirrhose, Störungen der Fruchtbarkeit, Nervenstörungen bei Diabetikern, Muskelschwund
Nahrungsquellen:	Hirn, Leber, Nieren, Rindfleisch, Gemüse, Getreide, Rosinen, Erdnüsse, Hefe, Melasse

Inositol

Inositol ist in pflanzlichen Lebensmitteln enthalten als Phytin, das sich speziell mit Zink, Calcium und Eisen zum -Phytat bindet, das vom Körper nicht resorbiert werden kann. Beim Einweichen von Frischkornbrei über Nacht oder dem Keimen von Sprossen wird ein Teil des Phytins von dem im Körper fehlenden Enzym Phytase gespalten und kann danach im Organismus verwertet werden.

Vitamin B_c (Folsäure) *Wasserlöslich*	
Normaler Tagesbedarf:	nicht genau bekannt, da zum Teil durch die Darmflora gebildet; Erwachsene etwa 0,4 mg, Schwangere etwa 0,8 mg, Stillende etwa 0,5–1,0 mg
Therapeutische Dosis:	10–30 mg
Körperfunktionen:	Aufbau von Zellkerneiweiß, wichtig für die Aminosäuresynthese und Nukleinsäuresynthese, Bildung roter Blutkörperchen, wichtig für Gehirnfunktion
Therapeutische Anwendung bei:	makrozytärer Anämie (Bildung der Blutzellen ist gestört, stark vergrößert, Anzahl stark vermindert), Schleimhautveränderungen in der Mundhöhle, im Magen-Darm-Trakt mit Durchfällen und Resorptionsstörungen (Störungen der Nährstoffaufnahme aus dem Darm), Müdigkeit, Kopfschmerz, Persönlichkeitsveränderung und Neigung zu Unterzucker
Nahrungsquellen:	Hefe, Gemüse, besonders dunkles Blattgemüse (Spinat), Milch, Leber

Vitamin B_c (Folsäure)

Folsäure gehört zum Vitamin-B-Komplex. Das sehr lichtempfindliche Vitamin hat eine sehr hohe Wasserlöslichkeit. Je nach Nahrungszubereitung kommt es zu einem Verlust bis zu 90 Prozent.

Folsäure wird bei Anämien, chronischen Durchfällen und bei Antibiotikatherapie empfohlen. Bei dauernder Einnahme der Antibabypille und während der Schwangerschaft (insbesondere bei Neigung zu Abort) sollte durch Folsäureeinnahme einem Mangel vorgebeugt werden.

Folsäurewerte stehen in enger Beziehung zur Eisenzufuhr. Eine Eisenmangelanämie resultiert in verringerten Folsäurewerten. In solchen Fällen ist eine Eisen- und Folsäurezufuhr notwendig. Folsäure wird in der Leber gespeichert. Es wird vermutet, daß Vitamin C sie biologisch aktiviert. Auch besteht eine Wechselwirkung zwischen Folsäure und Vitamin B_{12}.

Eine zu hohe Gabe kann Muskelunruhe und Muskelziehen hervorrufen. Es ist zu beachten, daß eine Folsäuretherapie einen Vitamin-B_{12}-Mangel verdecken oder sogar bewirken kann. Im Zweifelsfalle sollten B_{12} und Folsäure gemeinsam verabreicht werden.

Folsäuremangel ist eine der am häufigsten auftretenden Mangelerscheinungen überhaupt. Schon geringfügige Störungen der Darmresorption lassen einen Mangel entstehen, da die Vorräte des Organismus schneller entleert werden als bei anderen Vitaminen. Auch übermäßiger Alkoholkonsum läßt den Bedarf steigen.

100 g Kopfsalat enthalten 1,9 mg und 10 g Hefe 0,32 mg Folsäure.

Cholin

Wasserlöslich

Normaler Tagesbedarf:	Erwachsene 0,5–1,0 g
Therapeutische Dosis:	Erwachsene 1–10 g
Körperfunktionen:	verhindert Arterienverkalkung, beugt Leberverfettung vor, überträgt Nervenimpulse ins Gehirn und verbessert das Gedächtnis, verbessert Leber- und Gallenfunktion;

	im Methylgruppenreservoir dient Cholin dazu, Fett aus der Leber in den Blutkreislauf zu schleusen
Therapeutische Anwendung bei:	gewissen Epilepsieformen zur Bildung von Acetylcholin, eine Nervenflüssigkeit, welche die Nervenimpulse speziell im Gehirn zwischen den einzelnen Nervenzellen weiterleitet; Hormonproduktion, Zellmembranfunktion; um Cholin im Körper zu verwerten, müssen genügend Vitamin B_{12} und Folsäure vorhanden sein
Nahrungsquellen:	Bestandteil von Lecithin, kann im Körper aus Aminosäure Methionin gewonnen werden; Eigelb, Hirn, Leber, Niere, Hefe, Getreide, Bohnen, Milch, Soja, Weizenkeime, Grüngemüse

Rutin

Wasserlöslich

Normaler Tagesbedarf:	Erwachsene 1 g
Therapeutische Dosis:	Erwachsene 100 mg mit jeweils 500 mg Vitamin C
Körperfunktionen:	wie das Vitamin E stellt Rutin einen Schutzfaktor gegen unerwünschte

	Oxidationsvorgänge dar. Rutin ist sowohl in wäßrigen als auch in öligen Lösungen wirksam. Die ungewöhnlich gute Stabilität von Vitamin C (Ascorbinsäure) in Zwiebeln und schwarzen Johannisbeeren hängt mit dem hohen Gehalt an Bioflavinoiden (Rutin) zusammen. Daß Rutin Vitamin C schützen kann, beruht auf der Fähigkeit, die Kupfer-Ionen zu binden, welche für die Bildung der Vitamin C zersetzenden Enzyme notwendig sind. Rutin stärkt das Bindegewebe, aktiviert Enzyme, die zum Beispiel karzinogene Substanzen wie Benspyren in unschädliche Reaktionsprodukte umwandeln können.
Therapeutische Anwendung bei:	Rutin hat als Therapeutikum eine lange Geschichte: gegen hohen Blutdruck, Zahnfleisch- und Darmblutungen, Netzhaut- und Glaskörperblutungen; Diabetes mit Gefäßschäden, Haut- und Haarproblemen
Nahrungsquellen:	Zitrusfrüchte, Zitronen und Pfefferfrüchte, Kartoffeln, Löwenzahn, Alfa Alfa, Nüsse und Rüben, Aprikosen, Buchweizen, Hagebutten, Schwarzbeeren

Vitamin C (Ascorbinsäure) *Wasserlöslich*	
Normaler Tagesbedarf:	Erwachsene 40–75 mg, Schwangere ab 4. Monat 100 mg, Stillende 125 mg, Kinder 55–75 mg
Therapeutische Dosis:	0,5–10 g
Körperfunktionen:	Bildung und Kräftigung des Bindegewebes, Eisenaufnahme aus dem Darm und Eisenverwertung, Aufbau von Hormonen (Adrenalin = Streßhormon und Cortison), Gewebsabdichtung (Zahnfleischbluten), Steigerung der Infektabwehr (Erkältungskrankheiten), Formieren und Erhalten von Collagen, fördert die Wundheilung, Schwermetallentgiftung, wirkt als Antihistamin, hat diuretische Funktion
Therapeutische Anwendung bei:	Skorbut, Abwehrschwäche, Verzögerung der Wundheilung, Müdigkeit, Gelenk- und Knochenschmerzen, Haarverlust, Blutergüssen
Nahrungsquellen:	Obst, Gemüse, vor allem Hagebutte, schwarze Johannisbeere, Kiwi, Zitrusfrüchte, Paprika, Grünkohl

Vitamin C

Vitamin C ist hitze-, licht- und sauerstoffempfindlich. Dadurch entstehen große Verluste bei der Lagerung von Lebensmitteln. Diese Verluste können sich in der Bandbreite zwischen 20 und 100 Prozent bewegen, deshalb kommen Vitamin-C-Mangelkrankheiten auch relativ häufig vor.

Schon ein geringer Mangel an Vitamin C führt zur Schwächung der Nebennieren. Die hier gebildeten Hormone werden benötigt, um Streßsituationen entgegenzutreten. Es ist deshalb nicht verwunderlich, daß in Streßsituationen der Vitamin-C-Bedarf steigt!

Durch die Umweltverschmutzung wird der Körper mit vielen Substanzen traktiert, die für ihn giftig sind. Giftstoffe wie Blei, Cadmium, Arsen oder Pestizide können erfolgreich mit Vitamin C bekämpft werden. Forschungsarbeiten zeigen, daß Vitamin C die Formierung von Nitrosamin unterbricht und damit der Krebsbildung entgegenwirkt. Es erhöht auch die Wirksamkeit anderer Vitamine, wie die der Folsäure.

Vitamin C ist für die Bildung von Hämoglobin wichtig und unterstützt die Eisenaufnahme. Es ist daher als Zusatzbehandlung bei Anämie zu empfehlen. Es unterstützt auch die Antibiotikatherapie; bei Zusatz von Vitamin C genügen geringere Mengen Antibiotika-Dosen.

Der Vitamin-C-Bedarf von Rauchern liegt deutlich höher als der von Nichtrauchern (ca. 60 mg/Tag, um die gleiche Konzentration im Blut zu erreichen wie Nichtraucher). Die Ursachen dieser Veränderung sind in einer niedrigeren Vitamin-C-Aufnahme durch die Nahrung infolge veränderter Ernährungsgewohnheiten und einer verminderten Aufnahmefähigkeit zu suchen.

Bereits vor mehr als zehn Jahren konnte gezeigt werden, daß Prostatasekret etwa zehnmal mehr Vitamin C enthält als Blutplasma. Man hat festgestellt, daß die Zeugungsfähigkeit von Männern durch Gabe von Vitamin C gesteigert wird. Die Spermienzahl und die Beweglichkeit der Spermien nehmen unter Zugabe von Vitamin C zu.

Eine der bekanntesten Folgen von Vitamin-C-Mangel ist der Skorbut, eine Erkrankung des Bindegewebes, verbunden mit Blutung des Zahnfleisches und der Haut.

Vitamin C stärkt die Blutgefäße und dichtet somit das Gewebe gegenüber Blutergüssen ab. Es vermehrt außerdem das Collagen, das unsere Haut straff hält. Außergewöhnlicher Haarausfall kann genausogut ein Vitamin-C-Mangel sein wie rosafarbene oder blutige Haarfollikel.

Der Tagesbedarf an Vitamin C ist beispielsweise mit 50 g Paprika, 75 g Grünkohl, 120 g Blumenkohl oder 150 ml Orangensaft gedeckt.

Vitamin D (Calciferol)

Fettlöslich

Normaler Tagesbedarf:	Erwachsene 2,5 µg (1 mg = 1000 µg), Säuglinge und Kleinkinder bis 3 Jahre 10 µg, Schwangere ab 4. Monat und Stillende 10 µg
Therapeutische Dosis:	20 000 bis 120 000 I. E.
Körperfunktionen:	steuert die Ausbildung des Skelettsystems (Knochenverkalkung = Einlagerung von Calcium und Phosphat in den Knochen), wichtig für die Aufnahme von Calcium und Phosphor aus der Nahrung; es bewirkt Mobilisierung von Calcium aus den Knochen für Stoffwechselprozesse
Therapeutische Anwendung bei:	Rachitis, Wachstumsstörungen, Osteomalazie, Knochenerweichung, Müdigkeit, schlechten Zähnen, Tetanie (Verkrampfungen)
Nahrungsquellen:	Fisch, Kohl, Spinat, Pilze, Eigelb, fettreicher Käse, Butter, Kuhmilch, Lebertran

Vitamin D (Calciferol)

Vitamin D ist licht- und sauerstoffempfindlich. Es wird in der menschlichen Haut durch Sonnenbestrahlung oder Bestrahlung mit UV-Licht aus Cholesterin und Ergosterin (Fleisch-Provitamin D) gebildet. Der Grad der Versorgung schwankt daher im Sommer und Winter.

Im Winter ist die Eigenproduktion von Vitamin D bei Säuglingen und Kleinkindern nicht ausreichend. Die Einnahme von Vitamin-D-Präparaten, gerade im frühen Kindesalter, ist deshalb notwendig. Neuerdings stellt man auch bei älteren Menschen häufig Vitamin-D-Mangel fest.

Rachitis, eine Verkalkungsstörung des Knochens mit Verbiegung der Knochen und damit verbundenem Kleinwuchs ist bei uns durch die Vitamin-D-Prophylaxe im Säuglingsalter selten geworden. Vitamin D wird im Darmtrakt mit Hilfe der Gallenflüssigkeit resorbiert. Es reguliert dort die Aufnahme von Calcium und Phosphor und ist deshalb außerordentlich wichtig für den Calcium- und Phosphatstoffwechsel.

Übermäßige Vitamin-D-Zufuhr kann jedoch auch zu Vergiftungserscheinungen führen. Diese äußern sich in Übelkeit, Erbrechen, Durchfällen, Gewichtsverlust, unkontrollierbarem oder übermäßigem Urinieren. In extremen Fällen kommt es zu einer Nierenschädigung mit Verkalkung der Arterien und Weichgewebe. Eine übermäßige Zufuhr löst außerdem Calcium und Phosphor aus den Knochengeweben. Diese Mineralien werden dann in den Wänden der Blutgefäße, dem Herzen, den Nieren sowie in den Bronchien abgelagert.

Vitamin E (Tokopherol)

Fettlöslich

Normaler Tagesbedarf:	Erwachsene 20 mg, Schwangere 34 mg, Stillende 40 mg, Kinder 5–12 mg
Therapeutische Dosis:	200–600 mg
Körperfunktionen:	Antioxidans, das Hypophyse, Nebenniere und Sexualhormone schützt vor Chemikalien und Umweltgiften; steigert die Blutgefäßbildung

Therapeutische Anwendung bei:	Muskeldegenerationen, Kapillardurchlässigkeit, Sexualunlust, Bewegungsunfähigkeit der Spermien, Menstruationsbeschwerden und Angina pectoris
Nahrungsquellen:	Pflanzenöle, Getreidekeime, Getreide, Vollkornprodukte, Butter, Eigelb

Vitamin E (Tokopherol)

Vitamin E, ein Antioxidans, schützt hoch ungesättigte Fettsäuren, Vitamin A, Enzyme, Proteine (Eiweiß) und das Zellkerneiweiß vor der Zerstörung durch Sauerstoff. Hoch ungesättigte Fettsäuren sind als Bestandteil von Lecithin in jeder Zelle anzutreffen.

Vitamin E ist licht- und sauerstoffempfindlich, aber hitzestabil; die Verluste bei der Nahrungszubereitung betragen 20 bis 30 Prozent.

Werden Öle raffiniert (technische Bearbeitung von Rohölen), führt dies zu Vitamin-E-Verlusten. Kaltgepreßte Öle haben also einen höheren Vitamin-E-Gehalt!

Zur Verbesserung der Leistungsfähigkeit im Organismus, insbesondere im Alter und bei Sportlern, bei Rheuma und Arteriosklerose, ist eine zusätzliche Gabe von 100 bis 200 I. E. zu empfehlen.

Außerdem schützt Vitamin E die Hypophysen-, Nebennieren- und Sexualhormone. Es verhütet die Bildung von übermäßigem Narbengewebe und unterstützt das Entstehen neuer Blutgefäße bei Verletzung. Es schützt vor schädlichen Chemikalien, steigert die Abwehrkraft gegenüber chemischen Allergien, unterstützt die Vitamin-A-Speicherung, beugt Muskeldegenerierungen vor und erhält den Kapillaren (den kleinsten Blutgefäßen) ihre Durchlässigkeit.

Mangelerscheinungen beim Mann führen zur Bewegungsunfähigkeit der Spermien sowie zu einem Verlust des Sexualinstinktes. Ein Vitamin-E-Mangel bei der Frau kann zur Sterilität führen oder in der Schwangerschaft einen vorzeitigen Abort auslösen.

Vitamin E hat auch eine günstige Wirkung bei vielen Herzkrankheiten (insbesondere bei Angina pectoris). Es setzt den Sauerstoffbedarf der Gewebe herab.

Eine spezifische Wirkung wurde bei nächtlichen Beinkrämpfen nachgewiesen. Auch der Alterungsprozeß des Menschen wird durch die regelmäßige Einnahme von Vitamin E verzögert. Es kann auch bei Menstruationsbeschwerden oder klimakterischen Beschwerden wie Wallungen oder nächtlichem Schwitzen eine sehr günstige Wirkung haben.

Die Vorbeugung gegen schädliche Umwelteinflüsse wie Auto- und Industrieabgase, Zigarettenrauch, chlorhaltige Luft und chlorhaltiges Wasser in Schwimmbädern sowie die Behandlung von Schwermetallvergiftungen (Quecksilber) bilden weitere wichtige Indikationen für Vitamin E.

Nagelmykosen (Pilze), insbesondere bei alten Menschen, sprechen gut auf Vitamin-E-Gaben an. Dem Haarausfall bei einer Chemotherapie kann man durch Vitamin-E-Gaben vorbeugen. Eine erhöhte Zufuhr von hoch ungesättigten Fettsäuren (hochwertigen kaltgepreßten Ölen) oder von Eisen verursachen einen erhöhten Vitamin-E-Bedarf.

1 Eßlöffel Sonnenblumenöl enthält etwa die Hälfte, 100 g Weizen etwa ¼ des Tagesbedarfs an Vitamin E.

Vitamin H (Biotin)

Wasserlöslich

Normaler Tagesbedarf:	Erwachsene 75–300 µg (1000 µg = 1 mg)
Therapeutische Dosis:	1–5 mg
Körperfunktionen:	Auf- und Abbau von Fettsäuren, Abbau von Aminosäuren, Aufbau von Glucose (Zucker u. a. aus Aminosäuren)
Therapeutische Anwendung bei:	Hautentzündung mit Haarausfall, gestörter Zuckerversorgung bei geringer Kohlehydrataufnahme, Depressionen, Muskelschmerzen, Brechreiz, leichter Anämie, Appetitverlust

Nahrungsquellen:	Gemüse, Milch, Hefe, Eidotter, Getreide, Fleisch und Innereien

Biotin

Das zum Vitamin-B-Komplex gehörende Biotin ist hitzestabil und in der Nahrung an Eiweiß gebunden. Beim gesunden Menschen wird die gesamte Biotinmenge durch die Darmflora gebildet. Ein genauer Tagesbedarf ist noch unbekannt.

Biotin wird in geringen Mengen vom Darmtrakt aufgenommen und im Körper gespeichert – hauptsächlich in Leber, Nieren, Nebennieren und Gehirn. Ein Großteil wird jedoch wieder über den Urin ausgeschieden.

Vitamin K (Phytomenadion) *Fettlöslich*	
Normaler Tagesbedarf:	0,5–1 mg
Therapeutische Dosis:	10–30 mg
Körperfunktionen:	Vermehrung des Prothrombin in der Leber
Therapeutische Anwendung bei:	verminderter Blutgerinnung, innerlichen Blutungen, Hautblutung
Nahrungsquellen:	Gemüse

Phytomenadion

Bei Vitamin K (Untergruppen K_1 und K_2) sind Mangelerscheinungen ebenso selten wie Überdosierungen. K_1 und K_2 sind fettlöslich und zeichnen sich durch eine gute Hitzewiderstandsfähigkeit aus. Durch Licht, Säuren und Alkalien (Basen) werden sie jedoch zerstört.

Vitamin K wird durch Bakterien im Darm gebildet. Ist die Gallenproduktion gestört, so ist die Vitamin-K-Aufnahme mangelhaft. Geringe Mengen von Vitamin K werden in der Leber gespeichert. Der größte Teil jedoch wird durch die Exkremente wieder ausgeschieden.

Joghurt oder eine Gabe von Lactobacillus acidophillus erhöht die nötige Darmbakterienproduktion und steigert damit die Vitamin-K-Bildung.

Frühgeburten oder sauerstoffarme Babys (»blue babies«), die von Müttern entbunden wurden, die in der Schwangerschaft Antikoagulanzien (Gerinnungsmittel) oder Medikamente wie Aspirin einnahmen, zeigen oft einen deutlichen Vitamin-K-Mangel.

Um Blutungen oder einen Blutsturz zu verhindern, wird diesen Babys sofort nach der Geburt Vitamin K verabreicht.

Mangelerscheinungen bei Erwachsenen sind meist Ergebnis von Lebererkrankungen und einer resultierenden Unfähigkeit, Prothrombin zu produzieren, oder Ursache von Darmerkrankungen und daraus folgenden Resorptionsschwierigkeiten.

Auch eine längere Einnahme von Antibiotika, Aspirin oder anderen darmbakterienhemmenden Medikamenten kann zu Vitamin-K-Mangel führen.

Vitamin PP (Niacin)

Wasserlöslich

Normaler Tagesbedarf:	Erwachsene 18–20 mg, Schwangere 20–22 mg, Stillende 23–28 mg, Kinder 8–12 mg
Therapeutische Dosis:	200–1000 mg
Körperfunktionen:	zentrale Funktion im gesamten Stoffwechsel, Auf- und Abbau von Kohlehydraten und Fettsäuren, Aufbau von Cholesterin, Energiegewinnung, Aufbau von Haut, Schleimhäuten und Nerven

Therapeutische Anwendung bei:	Pellagra (rauher Haut), Hyperpigmentierung der Haut, Hautentzündung, Entzündung der Zunge, Mundulcerationen, Durchfällen, Erbrechen, Nervenstörungen, Schizophrenie, Brennen der Hände und Füße
Nahrungsquellen:	Hefe, Vollkornprodukte, Pilze, Erdnüsse, Mandeln, Sojabohnen, Fleisch und Innereien

Vitamin PP (Niacin, Nikotinsäure, Nikotinamid)

Niacin ist hitzestabil und kann im menschlichen Organismus aus Tryptophan (essentieller Aminosäure) hergestellt werden. 60 mg Tryptophan entsprechen in etwa 1 mg Niacin. 20 Prozent des Tagesbedarfs werden bereits von 5 g Hefe gedeckt.

Vitamin PP funktioniert als Co-Enzym und unterstützt die Verarbeitung von Fetten, Proteinen und Kohlehydraten. Dieses Vitamin und Co-Enzym ist besonders mit anderen B-Vitaminen wirksam.

Niacin wird bei peripheren Durchblutungsstörungen und zur Thromboseprophylaxe empfohlen. Hohe Dosen von Vitamin PP bis zu 4000 mg pro Tag setzen das Schmerzgefühl bei Arthritikern herab. Auch die Beweglichkeit und Mobilität der Gelenke erhöht sich.

Als Co-Enzym wirkt Niacin bei der Oxidation von Zucker mit. Es hilft, den Zuckerspiegel bei Patienten mit funktioneller Hypoglykämie (Unterzucker) zu regulieren. Auch bei dem Diabetes des Typ I fand man heraus, daß die Gabe von 3 g Nikotinamid geringere Insulingaben möglich machten.

Niacin bewirkt eine Erhöhung des Bluthistaminspiegels bei Patienten mit niedrigen Werten. Personen mit hohem Histaminspiegel sollten kein Niacin einnehmen.

Vitamin PP wird empfohlen bei Dermatosen (diabetischer Intertrigo), Neuritiden, Neuralgien (Trigeminusneuralgie), Verdauungsstörungen (Durchfall/Erbrechen) und bei chronischem Alkoholismus. Nikotinsäure kann bei gewissen Patienten Gichtanfälle hervorrufen, da die Nikotinsäure die Harnsäureabsonderung unterbindet. Personen mit einem hohen Harnsäurespiegel sollten deshalb kein Niacin einnehmen. Es kann eine mehr oder weniger starke vorübergehende Gesichtsrötung (Flush) erzeugen, an die man sich im Laufe einer Therapie aber rasch gewöhnt. Wenn Niacin nach dem Essen eingenommen wird, ist der Flush geringer und die damit verbundenen Symptome wie Hautjucken und Hitzewallungen treten gar nicht oder nur in verringertem Maße auf. Die erwähnten Reaktionen sollten innerhalb einer Stunde vergehen. Geschieht dies nicht, muß die Dosis von Vitamin PP verringert werden.

Vierter Teil
Die richtige Ernährung

Vollwertige Ernährung

Vollwertige Ernährung ist sicher der beste Garant für eine ausgewogene Versorgung mit Vitaminen und Mineralstoffen, wobei natürlich in dieser Ernährungsform unverfälschte Naturprodukte bevorzugt werden sollten: also Vollkornmehl statt Weißmehl und möglichst unbehandelte Früchte und Gemüse. Zu einer wirklich gesunden Ernährungsform gehört auch der eingeschränkte Konsum von Fleisch und konservierter Nahrung.

In der heutigen Zeit ist es auch für diejenigen, die sich gesund ernähren wollen, nicht leicht, dies in der Praxis wirklich durchzuführen. Auf einem abgelegenen Landgut kann man sich eine ideale Ernährung noch vorstellen. Die Realität sieht aber für die meisten Leute anders aus. Sie führen ein modernes, hektisches Leben in der Stadt. Oft ist keine Zeit, selbst zu kochen, oder es geht nicht anders – man muß in einer Kantine essen. Nur fünf Prozent unserer Bevölkerung ernähren sich richtig! Kein Wunder also, daß sich nach einer neuen Untersuchung nur gerade ebendiese fünf Prozent der Europäer so ernähren, daß sie alle Spurenelemente und Vitamine in genügendem Maß aufnehmen. Um so wichtiger ist es, daß wir alle den eigenen Mineralienhaushalt regelmäßig überprüfen lassen, um etwaige Überschüsse oder Mängel gezielt bekämpfen zu können. Dazu eignet sich bestens die Haaranalyse, verbunden mit individuell abgestimmten Zusatzmineralien, Vitaminen und Enzymen.

Was können wir noch essen? Was essen wir mit?

Jede Maschine, die Arbeit oder Wärme liefert, muß mit Energie gespeist werden. So ist auch der menschliche Organismus auf die Zufuhr von

Energie und ganz bestimmten chemischen Substanzen angewiesen. Im Normalfall bietet dies ihm die tägliche Nahrung.

Unser Essen soll den Bedarf an all den Stoffen decken, die unser Körper für Wachstum, Aufrechterhaltung aller körperlichen und geistigen Funktionen und für die Erhaltung der Körperwärme braucht. Er benötigt die Nahrung für den Wiederaufbau verlorengegangener Körperbestandteile und somit für den gesamten Stoffwechsel. Unentbehrlich für den reibungslosen Betrieb unseres Organismus sind dabei die Nahrungsbestandteile Eiweiß, Fett, Kohlehydrate sowie Vitamine und Mineralstoffe.

Mit welchen Nahrungsmitteln wir den Nährstoffbedarf decken, ist im Grunde genommen gleichgültig. Der beste Beweis für diese Tatsache sind die Unterschiede hinsichtlich der Ernährungsgewohnheiten in den verschiedenen Teilen der Welt.

Man denke nur daran, wie grundverschieden die Kost der Europäer von der afrikanischer Nomaden oder jener der Eskimos ist. So verschieden auch die Nahrungsmittel oder Kostformen sind, so enthalten sie doch immer wieder die gleichen Nährstoffe.

Daher kann sich der Mensch mit jeder Kostform vollwertig ernähren, vorausgesetzt, er trifft die richtige Wahl und ernährt sich abwechslungsreich.

Da nicht die Nahrungsmittel selbst, sondern die in ihnen enthaltenen Nährstoffe und deren Verarbeitungszustand für eine im Sinne der Ernährungswissenschaft richtige und vollwertige Ernährung maßgeblich sind, ist es nicht angebracht, bestimmten Nahrungsmitteln einen ausgeprägt positiven oder negativen Stempel aufzudrücken.

Hierfür zwei Beispiele: Man hört häufig, daß das Getreidekorn (Vollkorn) einen besonders hohen Nährwert habe, denn es vereine auf einem kleinen Raum alle Nährstoffe, die eine junge Getreidepflanze zu Wachstum und Gedeihen braucht.

Bei dieser Aussage hat man vergessen, daß der Stoffwechsel der Pflanze und der von Mensch und Tier so unterschiedlich sind, daß ein solcher Vergleich sinnlos ist.

Andere Lebensmittel, wie etwa reine Fette, Stärke oder Zucker, werden als nährwertlos und gesundheitsschädlich verteufelt, weil sie nur zur Deckung des Energiebedarfs beitragen. Man nennt sie oftmals »leere Kalorien«. Entscheidend sind jedoch immer nur die bedarfsangepaßte Menge und das ausgeglichene Verhältnis aller notwendigen Nährstoffe.

Dies kann am einfachsten durch eine vielseitig zusammengestellte, gemischte Kost erreicht werden. Dazu gehört, daß man Lebensmitteln mit reichhaltigem Nährstoffangebot den Vorrang gibt und den Genuß reiner Kalorienträger einschränkt.

Zudem sollte man nicht vergessen, daß die zunehmende Technisierung und Mechanisierung, vor allem in Industrieländern, zwar zur Erleichterung vieler Lebensumstände beiträgt, jedoch auch die Umwelt gefährdet, ja schädigt und die Lebensmittel in ihrer ursprünglichen Qualität verschlechtert.

In den letzten Jahrzehnten wurden mehr und mehr physikalisch oder chemisch wirksame Maßnahmen an unseren Lebensmitteln vorgenommen. Farbstoffe, Konservierungsmittel, künstliche Süßstoffe, Überzugsmittel, Emulgatoren, Antioxidantien, Stabilisatoren, Geliermittel, Geschmacksverstärker und Schaumverhüter sind nur ein Teil der Palette der Stoffe, die unseren Lebensmitteln zugesetzt werden.

Diese Palette ist kaum noch überschaubar. Zwar müssen, laut Gesetzgeber, diese Substanzen auf der Packung genannt werden, allerdings nur mit einer verschlüsselten Codenummer, für den Laien also unverständlich. Denn wer weiß schon, daß es sich bei E 162 um den harmlosen Rote-Beete-Farbstoff handelt und bei E 102 um einen künstlichen Farbstoff, der zu Allergien führen kann?

Nach unserem Lebensmittelgesetz dürfen nur solche Substanzen Lebensmitteln zugesetzt werden, deren gesundheitliche Unbedenklichkeit nachgewiesen ist. Es stellt sich natürlich hier die Frage, was ist schädlicher – der Zusatz von fremden Stoffen in ein Lebensmittel oder die Gefahr einer Gesundheitsschädigung durch verdorbene Lebensmittel?

Auch die überhöhte Bodendüngung mit Nitrat ist nicht unbedingt für unseren Körper von Vorteil. Hier trifft den Verbraucher eigene Schuld. Besonders großes und schönes Gemüse und Obst verdankt sein Aussehen häufig intensiven Dünge- und Spritzmaßnahmen. Es ist heute für uns völlig normal, daß wir Gemüse oder Obst zu jeder Saison kaufen können. Dabei wird jedoch vergessen, daß zum Beispiel im Winter angebotener Treibhaussalat und anderes Unterglasgemüse überdurchschnittlich viel Nitratdünger und Pestizide enthält. Die Anwendung von Schädlingsbekämpfungsmitteln führt dazu, daß noch Reste dieser Substanzen mit verzehrt werden.

Ebenso können toxische Stoffe aus der Umwelt, der Luft oder dem Wasser in die Lebensmittel gelangen. Das Eindringen toxischer (giftiger) Substanzen in unsere Lebensmittel ist nicht immer zu umgehen und liegt häufig außerhalb unserer Kontrollmöglichkeiten.

Man kann heute bei einem Lebensmittel, das naturbelassen oder natürlich angeboten wird, keine Garantie geben – weder für den Nährwert noch für die Verträglichkeit oder nicht zu hohe toxische Belastung.

Hitzeempfindliche Nährstoffe können durch bestimmte Zubereitungsarten zum Teil zerstört werden. Eine solche Zerstörung tritt aber auch dann schon ein, wenn zwischen Ernte und Verzehr eine gewisse Zeit verstreicht.

So groß wie die Gefährdung des Menschen durch eine »feindliche« Umwelt ist, so sehr spielt die Ernährung bei dieser Bedrohung eine bedeutende Rolle. Ein gut ernährter Organismus hat die Fähigkeit, mit Stoffwechselschlacken und Umweltgiften weitgehend fertig zu werden.

Der optimal ernährte Mensch, der weder unter- noch überernährt ist, hat alle Möglichkeiten, die Belastung durch die Umwelt einigermaßen zu kompensieren, solange seine Abwehrmechanismen erhalten sind oder die Belastung durch die Umwelt nicht zu groß wird.

Eine vollwertige Ernährung ist die beste Garantie dafür, das Stoffwechselgleichgewicht zu bewahren und möglichst lange gesund, schön und leistungsfähig zu bleiben.

Eine Haar-Mineralanalyse zeigt Ihnen, wie gut und ausreichend, abwechslungsreich und ausgewogen Sie ernährt sind!

Auch die Uhrzeit spielt eine Rolle

Der menschliche Organismus und die Abläufe dieser Funktionen folgen einer »inneren Uhr«. Diese wird von allgemeinen, äußeren und auch individuellen Faktoren gesteuert. (Mehr darüber verrät das Buch »*Chronobiologie – die innere Uhr Ihres Körpers* – Entdecken und nutzen Sie den eigenen Rhythmus!« von SUSAN PERRY und JIM DAWSON. Ariston Verlag, Genf/München 1990). Auch die Ernährung des Menschen ist zyklisch organisiert.

Von mittags 12.00 Uhr bis abends 20.00 Uhr sollte der Schwerpunkt der Nahrungsaufnahme liegen. In dieser Zeit dominiert nämlich das Aufschließen der Nahrung durch den Organismus. Von 20.00 Uhr bis morgens 4.00 Uhr erfolgt dann die Ausnutzung, also die Aufnahme in die inneren Organe und die dortige Verwertung. Von 4.00 Uhr bis mittags 12.00 Uhr scheidet der Körper Schlacken und Nahrungsreste aus.

Um dieser Erkenntnis gerecht zu werden, sollte man nach 20.00 Uhr abends nichts mehr essen und vormittags nur extrem leichtverdauliche, wasserhaltige Nahrung zu sich nehmen. Am besten wäre Obst – kein Brot, kein Müsli!

Obst ist sehr wasserreich und verbraucht zu seiner Verdauung weniger Energie als jede andere Nahrung. Es verläßt den Magen bereits nach 20 bis 30 Minuten. Obst entzieht in dieser Ausscheidungsphase, die zwischen 4.00 Uhr morgens und 12.00 Uhr mittags liegt, dem Körper keine zusätzliche Flüssigkeit. Das heißt, die natürliche Ausscheidung von Schlacken und Nahrungsresten kann ungehindert vor sich gehen.

Wer dies einmal über längere Zeit probiert hat, fühlt sich herrlich leicht und voller Energie.

Die aus der üblichen Ernährung resultierende Übersäuerung des Körpers wird dabei neutralisiert. Obst ist basenbildend und weist den höchsten Wassergehalt aller Lebensmittel auf. Es ist auch ballaststoff-, mineral- und vitaminreich. Obst liefert neben Kohlehydraten sogar Proteine, und zwar in der gleichen Konzentration wie die Muttermilch. Die alte Regel vom »Frühstücken wie ein Kaiser, Mittagessen wie ein König und Abendessen wie ein Bettelmann« hat heute – nach neuesten ernährungswissenschaftlichen Erkenntnissen – keine Gültigkeit mehr.

70 Prozent der Nahrung sollten aus Obst, Gemüse, Salaten, also Lebensmitteln mit hohem Wassergehalt, bestehen. Dieser hohe Wassergehalt ist entscheidend für die Reinigung des Organismus von nicht benötigten Stoffen. Dies ist die optimale Methode der Entschlackung.

Konzentrierte Proteine (eiweißhaltige Lebensmittel wie Fleisch, Fisch, Eier, Käse) und konzentrierte Kohlehydrate (stärkehaltige Lebensmittel wie Brot, Nudeln, Kartoffeln) sollten nicht bei ein und derselben Mahlzeit, also nicht gleichzeitig genossen werden. Sonst können sie nämlich nicht richtig verdaut werden.

Man sollte sich also vor jeder Mahlzeit entscheiden, ob man eine Kombination mit Proteinen oder eine mit Kohlehydraten bevorzugt.

Kohlehydrate machen leistungsfähig

Den Hauptanteil in unserer Nahrung sollten die Kohlehydrate ausmachen.

Bei den Kohlehydraten unterscheiden wir hochmolekulare, schwer lösliche (Stärke sowie andere sogenannte Polysaccharide) und niedermolekulare, leichtlösliche Zucker (Mono- und Disaccharide).

Während beide Gruppen im Körper verwertbar sind, sind andere Kohlehydrate, wie Zellulose, unverdaulich und nicht verwertbar.

Achtung, Diabetiker!

Stärke kann vom Körper nur aufgenommen werden, wenn sie vorher im Mund und dann hauptsächlich im Darm in ihre Bausteine – leichtlösliche Zucker – aufgespalten wird.

Man könnte nun denken, es sei völlig belanglos, ob man Stärke oder leichtlöslichen Zucker verzehrt. Das ist jedoch nicht der Fall! Stärkehaltige Lebensmittel werden durch den Verdauungsprozeß langsamer in Zucker umgewandelt und auch langsamer vom Körper aufgenommen.

Normaler Handelszucker, Frucht- oder Traubenzucker, gelangt bedeutend schneller direkt ins Blut.

Machen Süßigkeiten krank?

Bei der Zusammensetzung der gesamten Tageskost kommt es nicht so sehr auf einzelne Lebensmittel an. Deshalb ist auch gegen eine Süßigkeit ab und zu nichts einzuwenden. Lediglich bei Menschen, die ihren Tagesenergiebedarf zum größten Teil durch Süßigkeiten decken, kann es zu Fehlernährung und Übergewicht kommen. Der Genuß von Zucker (in reiner Form und als Süßwaren) bleibt dann unbedenklich, wenn die tägliche Zufuhr zehn Prozent der empfohlenen Energiezufuhr nicht übersteigt.

Kohlehydrate sind wichtige Energielieferanten

Nichtverfeinerte Kohlehydrate, wie zum Beispiel Vollkorn, liefern die für den Verdauungstrakt unentbehrlichen Ballaststoffe. Die durch Kohlehydrate erzeugte Energie ist weitaus schneller verfügbar als die der Proteine und Fette. Wie schnell diese Energieproduktion vor sich geht, liegt an den verschiedenen Kohlehydratträgern.

Je nach Aufbau unterscheidet man *Polysaccharide* (Stärke und Glykogen), *Disaccharide* (Maltose = Malzzucker, Lactose = Milchzucker,

Saccharose = Rohzucker) und *Monosaccharide* (Glukose = Traubenzucker, Galaktose und Fruktose = Fruchtzucker).

Wir nehmen mit der Nahrung Kohlehydrate vor allem in Form von Stärke, Glykogen, Rohzucker, Fruchtzucker und Milchzucker auf. Bei der Verdauung werden die Polysaccharide und Disaccharide zu Monosacchariden gespalten. Mit dem Pfortaderblut gelangen die aufgenommenen Monosaccharide in die Leber.

Glukose kann direkt in die Blutbahn übertreten, Galaktose und Fruktose müssen zuerst von der Leber in Glukose umgebaut werden. Ein Teil der verfügbaren Glukose wird in der Leber und Muskulatur in Form von Glykogen oder tierischer Stärke gespeichert und kann jederzeit wieder in Glukose aufgespalten werden. Diese Notspeicherung oder Reserve wird für Streßsituationen aufbewahrt.

Insulin reguliert die Blutzuckerbalance

Die Leber- und Pankreasfunktion ist somit für einen gesunden Kohlehydratstoffwechsel außerordentlich wichtig.

Traubenzucker liefert bei der völligen Oxidation etwa 4,1 kcal. Überschüssige Kohlehydrate können im Körper zu Fett umgebaut werden.

Fette – Lipide

Wir essen häufig zuviel Fett und vor allem die falsche Sorte! Tierische Fette in Wurst und Fleisch sowie stark erhitzte, verdorbene oder auch sogenannte »gehärtete« Fette sind für den menschlichen Körper und seine Verdauung besonders schädlich.

Man sollte jedoch Fette nicht ganz vermeiden, denn sogenannte essentielle Fettsäuren (zum Beispiel Linolsäure) sind für den Organismus lebensnotwendig. Darüber hinaus benötigen wir eine gewisse Fettmenge in der Nahrung, um die fettlöslichen Vitamine A, D, E, K aufnehmen zu können.

Zuviel Fett macht dick

Fette oder Lipide sind die am meisten konzentrierten Energiequellen der menschlichen Nahrung. Sie liefern pro Gramm doppelt soviel Kalorien wie Kohlehydrate oder Proteine. 1 g Fett hat ungefähr 9 kcal.

Tip

Wir empfehlen, auf verstecktes Fett in Wurst, Käse und Fleisch zu achten. Der Anteil an Fett in der täglichen Nahrung darf nicht mehr als 15 Prozent betragen.

Je nach Arbeitsintensität sollte der Durchschnittsmensch nicht mehr als 60 bis 90 g Fett täglich zu sich nehmen. Insbesondere für ältere Menschen ist es empfehlenswert, den Fettkonsum stark einzuschränken.

Die Folge von überhöhter Fettzufuhr ist eine Überlastung des Organismus. Übergewicht, Arterienverkalkung sowie eine Reihe anderer Stoffwechselstörungen können auftreten.

Ungesättigte Fettsäuren – was ist das?

Ein Nahrungsfett ist um so wertvoller, je mehr mehrfach ungesättigte Fettsäuren es enthält. Die wertvollste der mehrfach ungesättigten Fettsäuren ist die lebensnotwendige Linolsäure. Diese kann vom menschlichen Körper nicht aufgebaut, sondern muß mit der Nahrung zugeführt werden. Durch ihre hohe biologische Aktivität erfüllt sie wichtige Funktionen im Stoffwechsel.

Ungesättigte Fettsäuren sind pflanzlicher Herkunft und gewöhnlich flüssig. Sie werden als essentielle Fettsäuren bezeichnet, da sie für die Gesunderhaltung des menschlichen Körpers erforderlich sind. Sie unterstützen den Zellstoffwechsel und die Zellatmung. Man findet sie vor allem in pflanzlichen Ölen, wie zum Beispiel Sonnenblumen-, Soja-, Weizenkeim-, Mais- und Distelöl sowie in bestimmten Fischölen. Öle, die in Kaltpreßverfahren (kalt geschlagen) gewonnen werden, sind reich an essentiellen Fettsäuren.

Tip

Wir empfehlen, das Fett erst nach dem Kochen und Braten ins Essen zu geben. So wird es nicht durch den Erhitzungsvorgang chemisch verändert.

Genügend Galleproduktion ist wichtig

Eine Kostzusammenstellung, die wenig Eiweiß enthält oder vorwiegend aus verfeinerten Kohlehydraten besteht, reduziert die Produktion der

Galleflüssigkeit. Wenn zuwenig Galle vorhanden ist, werden Fettpartikel nicht genügend gespalten und erschweren deshalb auch die Enzymfunktion und die gesamte Fettverdauung.

Ein Teil dieser unverdauten Fette vereinigt sich dann mit Calcium und Eisen und formiert sich zu unlöslichen Stoffen. Das wiederum verhindert die Blutaufnahmefähigkeit von Mineralien. Außerdem können infolge eines Gallenflüssigkeitsmangels die Vitamine A, D, E und K sowie Fettsäuren nicht aufgenommen werden.

Enzympräparate, die Gallensalze sowie Enzyme der Bauchspeicheldrüse enthalten, unterstützen die Fettspaltung und Resorption und sollten, wenn nötig, zugeführt werden.

Cholesterin – ein Alptraum

Schon das Wort Cholesterin stellt für viele Menschen einen Angstauslöser dar. Allein der Gedanke, zuviel davon zu haben, verursacht Panik. Dies ist hauptsächlich auf Unwissenheit zurückzuführen.

Cholesterin ist eine fettähnliche Substanz, die sich in vielen Lebensmitteln tierischer Herkunft, aber auch in Pflanzenölen findet. Der Cholesteringehalt pflanzlicher Nahrungsmittel ist chemisch-analytisch kaum von Interesse. Er ist in den meisten Fällen so gering, daß er praktisch vernachlässigt werden kann.

Cholesterin wird jedoch auch im Organismus selbst im Rahmen des Fett- und Kohlehydratstoffwechsels gebildet. Als Muttersubstanz für Vitamin D, eine Reihe von Hormonen der Keimdrüsen und der Nebennierenrinde sowie als Bestandteil der Zellmembran ist Cholesterin physiologisch wichtig.

Eine unerwünschte Rolle spielt es nur dann, wenn es im Blut und an den Gefäßwänden in zu hoher Konzentration vorkommt.

Menschen mit Neigung zu Herz- und Kreislauferkrankungen sowie generell ältere Menschen sollten daher die Aufnahme solcher Nahrungsmittel einschränken, die viel Cholesterin enthalten oder die den Stoffwechsel zur Bildung von Cholesterin anregen. Dies ist wichtig, weil die körpereigene Cholesterinbildung das Mehrfache der Zufuhr durch cholesterinhaltige Nahrungsmittel ausmachen kann. Magnesiummangel fördert die Cholesterinbildung. Kontrollieren Sie deshalb Ihren Magnesiumspiegel!

Tip

Wir raten Ihnen, die Zufuhr von tierischem Fett und die Energiezufuhr einzuschränken. Für den Kreislaufgefährdeten sind die Beschränkungen der Energiezufuhr auf das notwendige Maß und der Abbau von Übergewicht ebenso wichtig wie der Verzicht auf cholesterinreiche Speisen. Ein hoher Cholesterinspiegel kann aber auch die Folge körperlicher Untätigkeit sein.

Bewegung senkt den Cholesterinspiegel

Allein durch sportliche Betätigung kann der Cholesterinspiegel gesenkt werden. Ballaststoffe fördern eine normale Reduzierung von Cholesterin, da sie die Leber stimulieren, größere Mengen von Cholesterin in Gallflüssigkeit umzuwandeln.

Ein hoher Cholesterinspiegel wird von vielen Mangelerscheinungen begleitet. Die Zufuhr von Lecithin, Zink, Chrom und Vitamin C unterbindet die Ablagerung von Cholesterin und anderen Stoffen in unseren Gefäßwänden. Eine genaue Betrachtung des gesamten Ernährungsbildes eines Menschen läßt die Blutfette erfolgreicher beeinflussen.

Auch hier hilft die Haar-Mineralanalyse.

Eiweiße und Aminosäuren

Alles Leben ist an das Vorhandensein von Eiweiß gebunden. Es ist ein Bestandteil der lebenden Zelle und der Fermente.

Unter Eiweiß versteht man nicht einen einzelnen Stoff, sondern eine ganze Gruppe von Stoffen, deren Zahl praktisch unbegrenzt groß ist. Was wir im allgemeinen mit Eiweiß bezeichnen, sollte man besser »Protein« nennen (vom griechischen *proton* = das Erste, Wichtigste).

Eiweiß enthält außer den drei Arten von Atomen, aus denen sich Fette und Kohlehydrate aufbauen, auch noch Stickstoff. Auf die Bedeutung der stickstoffhaltigen Nahrungsbestandteile für Wachstum und Stoffwechsel von Mensch, Tier und Pflanze wurde schon vor mehr als 150 Jahren hingewiesen.

Aber nicht das Protein selbst ist lebenswichtig, sondern seine Bausteine, die Aminosäuren. Der unterschiedliche Gehalt an Aminosäuren ist verantwortlich für den jeweiligen Nahrungswert verschiedener Proteine. Tierische Proteine sind wertvoller als pflanzliche. Denn der Mensch kann aus tierischen Eiweißträgern wie Fleisch, Fisch, Eiern,

Käse und sonstigen Milchprodukten leichter körpereigenes Eiweiß aufbauen als aus pflanzlichen Eiweißträgern.

Ein erwachsener Mensch benötigt am Tag im Durchschnitt ein Gramm Eiweiß pro Kilogramm Körpergewicht.

In den meisten Pflanzen sind essentielle Eiweiße nur unzureichend enthalten. Aus diesem Grunde sollte etwa die Hälfte des täglichen Eiweißbedarfs durch tierisches Eiweiß gedeckt werden.

Dennoch läßt sich auch aus pflanzlichen Nahrungsmitteln, also durch vegetarische Kost mit sinnvoll kombinierten verschiedenen Proteinträgern, eine im Eiweißgehalt vollwertige Kost zusammenstellen.

Ungenügende Proteinzufuhr führt zu Störungen der körperlichen und geistigen Entwicklung. Leistungsfähigkeit und Leistungsbereitschaft lassen nach, die Widerstandsfähigkeit gegen Infektionskrankheiten sinkt.

Eine zu hohe Proteinzufuhr dagegen belastet zweifellos auch den Stoffwechsel und ist deshalb zu vermeiden.

10 bis 15, höchstens 20 Prozent der Energiezufuhr sollten als Protein gegeben werden.

Lebenswichtige Aminosäuren

Name	Minimalbedarf pro Tag (g)	wünschenswerte Menge (g)
Arginin	0,6	1,2
Histidin	0,8	1,6
Isoleucin	0,7	1,4
Leucin	1,1	2,2
Lysin	0,8	1,6
Metheonin	1,1	2,2
Phenylalanin	1,1	2,2
Threonin	0,6	1,0
Tryptophan	0,3	0,8
Valin	0,8	1,3

Enzyme, die Biokatalysatoren unseres Körpers

Im Organismus jedes Lebewesens läuft eine Unzahl von Reaktionen mit- und nebeneinander ab. Charakteristisch für alle diese Reaktionen ist, daß sie von Stoffen gesteuert werden, die neben Eiweißkörpern noch ganz spezifische Wirkgruppen enthalten, die diese befähigen, nur eine ganz spezielle Reaktion zu beeinflussen. Diese Stoffe faßt man unter dem Namen Fermente (Enzyme) zusammen.

Ohne das Wirken der Fermente wäre das Leben unmöglich, so wie es auch sofort endet, wenn wichtige Fermente ausgeschaltet werden (zum Beispiel bei Blockierung der Atmungsfermente durch Blausäure).

Die Wirkungsweise der Enzyme kann man sich so vorstellen, daß sie einzelne Partner der an einer Reaktion beteiligten Stoffe so aktivieren, daß sie auch unter Reaktionsbedingungen, wie sie im Körper herrschen, auch wirklich reagieren können. Die Enzyme selbst sind – wie in der Chemie die Katalysatoren – nicht in die Reaktion selbst verwickelt.

Die Enzyme des Verdauungssystems sind wichtig für die Aufnahme und Verwertung der Nährstoffe, Vitamine und Mineralien. Sie können weitgehend durch spezifische Ernährungstherapien unterstützt werden oder auch künstlich durch Enzympräparate zugesetzt werden.

Zu hastiges Essen mit verminderter Kaufähigkeit läßt zum Beispiel das Enzym Ptyalin nicht richtig zur Entfaltung kommen und die Stärkeverdauung, die schon im Mund beginnt, setzt nicht genügend ein. Gewissenhaftes Kauen erleichtert den Verdauungsprozeß, denn es aktiviert Enzymproduktion und -aktivität. Wandert der Speisebrei vom Mund weiter in den Magen, so beginnen die Magendrüsen, Pepsin und HCl (Magensäure) zu produzieren. Diese Enzyme sind notwendig zur Vorverdauung und Andauung von Speisen.

Die Bauchspeicheldrüse produziert eine Vielfalt von Enzymen, die unter anderem für die Kohlehydratspaltung benötigt werden. Die eiweißspaltenden Enzyme der Bauchspeicheldrüse (zum Beispiel Trypsin und Chymotrypsin) verarbeiten die Eiweiße (Proteine) in Zusammenwirkung mit anderen Enzymen weiter zu Aminosäuren.

Heute werden Enzyme auch zur Behandlung vieler Krankheiten eingesetzt, zum Beispiel bei Entzündungen. Der menschliche Körper reagiert auf Belastung durch Fremdkörper und schädliche Stoffe stets mit einer Entzündung. Diese kann örtlich begrenzt sein oder als Gesamtkörperreaktion ablaufen. Sie hilft dem Organismus, unter Einsatz seiner eigenen Abwehrkräfte die Störungsursachen zu beseitigen. Die Entzündungsreaktion ist somit eine wichtige Verteidigungsreaktion des Körpers und sollte nicht mit Medikamenten gewaltsam unterdrückt, sondern lediglich in ihrem Ablauf gezügelt werden.

Hier können Enzyme die Heilung beschleunigen. Selbst bei chronischen Leiden wie Prostataentzündungen, Eierstockentzündungen, rheumatischen Erscheinungen kann durch die katalytische Wirkung der Enzyme eine Verbesserung des Allgemeinbefindens erzielt werden.

Enzyme können auch die Schutzhülle von Krebszellen auflösen und diese Zelle wieder als körperfremd kenntlich machen.

Dies sind nur einige Beispiele für die Funktion der Enzyme in unserem Körper.

Der Säure-Basen-Haushalt

Jeder, der sich gesund ernähren will, muß dafür sorgen, daß die über Nahrungsmittel aufgenommenen Säuren richtig im Körper abgepuffert oder neutralisiert werden können.

Zunächst muß man unterscheiden zwischen sauer schmeckend und säurebildend. Eine Zitrone zum Beispiel schmeckt sauer, ist aber basenbildend. Fleisch schmeckt nicht sauer, ist aber säurebildend. Zucker schmeckt süß, ist aber biochemisch gesehen eine Säure.

Die Begriffe Säure- und Basenüberschuß sind vielen ernährungsbewußten Menschen geläufig. Aber wer kann schon damit wirklich etwas anfangen?

Die nachstehenden Ausführungen tragen dazu bei, die Begriffe zu klären, ohne dabei eine Wertung der einen oder anderen Ernährungsweise abzugeben.

Wie erkennt man, ob etwas sauer oder basisch ist?

Säureüberschüssig ist ein Nahrungsmittel dann, wenn es nach dem Trocknen und Verbrennen im Ofen Asche hinterläßt, in der mehr Säurereste als Basenreste enthalten sind.

Säurereste sind zum Beispiel Phosphat, Sulfat, Chlorid und Nitrat. Wenn man eine solche Asche mit Wasser benetzt und ein Lackmuspapier daraufdrückt, wird es rot. Diese Asche ist also tatsächlich sauer.

Basenüberschüssig ist ein Lebensmittel dann, wenn es beim Veraschen einen Rückstand hinterläßt, der mehr Basenreste als Säurereste enthält. Basenreste sind immer Metall-Ionen. Dazu zählen in erster Linie Kalium, Natrium, Calcium, Magnesium und alle Spurenelemente, wie Eisen, Zink, Mangan, Kupfer, Chrom, Molybdän.

Wodurch entstehen Zivilisationskrankheiten?

Kommen alle Zivilisationskrankheiten von einem zu sauren Organismus?

Nein! Diese Aussage ist grundsätzlich falsch, und zwar aus zwei Gründen: Zum einen ist der Organismus überhaupt nicht übersäuert. Dies kann man an den pH-Werten im Blut und in den Geweben erkennen, die laufend konstant gehalten werden müssen, da sonst Leben nicht möglich wäre.

Zweitens ist es vielmehr so, daß die ernährungsbedingten Zivilisationskrankheiten durch chronischen Vitalstoffmangel verursacht werden, weil infolge von Erhitzung, Präparierung und Konservierung Vitalstoffe verlorengehen oder weil ihre Wirkung herabgesetzt wird.

Die eigentliche Ursache von Zivilisationskrankheiten ist chronischer Vitalstoffmangel

Wenn unser Körper krank ist und eine Entzündung in ihm stattfindet, so reagiert er mit der Produktion von zuviel Säure. Jede Entzündung ist ein saures Milieu, und jedes saure Milieu kann durch eine Base gelöscht werden. Der Körper behilft sich hier genauso wie der Gerber, der eine Säure löschen will. Der Gerber löscht die Säure mit Kalk, der Körper mit Calcium.

Nehmen wir als Beispiel Gelenk- und Knochenerkrankungen. Wenn die Knochenhaut entzündet ist, so ist das Milieu sauer. Damit der Körper nun die Entzündung beseitigen kann, lagert er Calcium an; die Knochenoberfläche und der Gelenkspalt verändern sich folglich.

Die »Batterie im Mund«

Auch Zucker ist biochemisch gesehen eine Säure und kann deshalb den Zahnschmelz angreifen. Ein zu saures Mundmilieu führt zu einer chemischen Veränderung der Amalgamplomben.

Sind nun auch noch zwei unterschiedliche Metalle im Mundbereich, wie etwa Gold und Silberamalgan, vorhanden und tritt dann eine Säure in Form von Zucker (Bonbons, Süßigkeiten) hinzu, kommt es zwischen dem Edelmetall und dem Unedelmetall zu galvanischen Strömen. Diese galvanischen Ströme können den Menschen krank machen, auf sein vegetatives Nervensystem schädlich einwirken und zu weiteren Beschwerden führen.

Was ist sauer, was ist basisch?

Eine ausgeglichene Säure-Basen-Ernährung besteht aus 25 bis maximal 35 Prozent säurehaltiger und 65 bis 75 Prozent basischer Nahrung. Säure und Base werden über eine sogenannte pH-Skala gemessen. Diese Skala geht von 0 (sauer) bis 14 (alkalisch); der pH-Wert 7 ist neutral. Diese Skala ist logarithmisch aufgebaut und bedeutet, daß pH 5 zehnmal so sauer ist wie pH 6 und 100mal so sauer wie pH 7, der neutral ist.

Zur Kontrolle des Säuregrades im Körper kann man Indikatorpapier (pH-Papier ist in allen Apotheken erhältlich) verwenden und einen Tag lang alle Harnausscheidungen überprüfen. Dieses Papier zeigt normalerweise pH-Werte zwischen 1,0 und 10,0. Wenn der Wert immer unter pH 6 oder gar ständig um pH 5 liegt, ohne Ausschläge nach oben, ist die Gefahr der Übersäuerung gegeben.

Dann sollte man die Ernährung umstellen oder eventuell eine Zeitlang Basenpräparate zu sich nehmen.

Der Idealwert im Morgenurin liegt um 6,5. Bei Allergikern findet man meist pH-Werte zwischen 7 und 8, also im basischen Bereich. Dies kommt daher, daß bei jeder allergischen Reaktion Calcium gebunden wird.

Was macht uns sonst noch »sauer«?

Man sollte nicht vergessen, daß außer unserer Ernährung auch Streß, Aggressivität, Traurigkeit, Bosheit und Inaktivität zu erhöhter Säure im Körper führen können. Man sagt nicht umsonst: »Ich bin sauer.«

Einen säurereduzierenden Effekt haben Freude, Ruhe, Zufriedenheit, Bewegung, Schlaf und Liebe.

Eine Ernährungsumstellung zugunsten einer mehr basischen Ernährung wird sofort bestimmte Symptome und Erkrankungen wie Ekzeme, unreine Haut, Allergien, Hautausschlag, Gicht, Arthritis, Rheuma, Migräne und Infektionen zurückdrängen. Erfahrungen zeigen übrigens, daß sich Beschwerden aufgrund von Übersäuerung im Körper bei Frauen zuerst in der linken Körperseite und bei Männern zuerst in der rechten Körperseite bemerkbar machen.

Beispiele, wie man das Säure-Basen-Verhältnis in Nahrungsmitteln ermittelt:

+ Basen-Überschuß

Kichererbsen	+49
Brennessel	+35
Oliven	+34
Datteln, getrocknet	+28
Aprikosen, getrocknet	+28
Rübenblätter	+27
Seegras (Tang)	+23
Rosinen, getrocknet	+22
Feigen, getrocknet	+22
Bananen, getrocknet	+22
Mandarinen	+20
Melasse	+20
Dill	+20
Löwenzahn	+19
Kohlrabiblätter/-stengel	+18
Mairüben	+15
Hagebutten, getrocknet	+15
Rosinen	+15
Zwetschgen	+15
Kopfsalat	+14
Lauchblätter	+11
Rüben, rot, Knollen	+11
Sellerieknollen	+11
Steckrüben	+10
Süßkartoffeln	+10
Karotten	+10
Bohnen, grün	+10
Austern	+10
Orangensaft (frisch)	+10
Stachelbeeren, rot	+10
Rhabarber	+ 9
Lauch, Knollen	+ 9
Gurken	+ 8
Kohlrabi, Knollen	+ 8
Porreeknollen	+ 8
Sellerieblätter	+ 8
Schnittlauch	+ 8
Zichorienwurzel	+ 8
Zuckerrüben	+ 8
Spinat (März)	+ 8
Mangold (roh)	+ 8
Blutwürste (Rind)	+ 8
Stachelbeeren, grün	+ 8
Kartoffeln	+ 7
Kopfsalat	+ 7
Stachelbeeren	+ 7
Trauben	+ 7
Römischer Salat	+ 7
Chicorée	+ 7
Pastinak	+ 7
Pflaumen	+ 6
Datteln	+ 6
Brombeeren	+ 6
Aprikosen, frisch	+ 6
Radieschen	+ 6
Orangen	+ 6
Grapefruit	+ 6
Johannisbeeren	+ 6
Blumenkohl	+ 5
Endivien	+ 5
Meerrettich	+ 5
Sauerkraut	+ 5
Tomaten	+ 5
Ananas	+ 5
Bananen	+ 5
Himbeeren	+ 5
Pfirsiche	+ 5
Milch, natur	+ 5
Sojasprossen	+ 5
Keime	+ 5
Preiselbeeren	+ 5
Blutwürste (Schwein)	+ 5
Brunnenkresse	+ 5
Blaubeeren	+ 5
Savoykohl	+ 5
Kondensmilch	+ 5
Vollmilchpulver	+ 5
Rettich, schwarz	+ 5
Steinpilze	+ 5
Grapefruit	+ 5
Traubensaft	+ 5
Rahm, Sahne	+ 5
Milch, homogenisiert	+ 4
Johannisbeeren, schwarz	+ 4
Pfifferlinge	+ 4
Rettich, weiß	+ 4
Birnen, gedorrt	+ 4
Johannisbeeren, weiß	+ 4
Zitronen	+ 4
Kirschen, süß	+ 4
Mirabellen	+ 4
Weißkraut	+ 4
Brokkoli	+ 4
Koriander	+ 4
Porree	+ 4
Milch, gekocht	+ 3
Wirsing	+ 3
Äpfel	+ 3
Birnen	+ 3
Joghurt	+ 3
Kokosnüsse	+ 3
Sauerkirschen	+ 2
Champignons	+ 2
Weißkohl	+ 2
Rotkohl	+ 2
Kürbis	+ 2
Paprika, grün	+ 2
Schwarzwurzel	+ 2
Wassermelonen	+ 2

– Säuren-Überschuß

Fleischextrakt	–50
Kleie, Roggen	–47
Kleie, Weizen	–47
Leber (Rind)	–40
Weizen	–39
Rindfleisch (roh)	–38
Rindfleisch (fett)	–37
Rogen, Dorsch	–35
Gans	–25
Hase	–25
Eigelb	–25
Gerste	–23
Ente	–23
Huhn, Poulet	–23
Reh	–23
Hirsch	–23
Tofu (Soja)	–20
Tauben	–20
Schaffleisch (fett)	–20
Gerstenmehl	–20
Erdnüsse, Paranüsse	–18
Reis, natur	–18
Quark	–17
Karpfen	–17

Heringe	–17	Heilbutt	– 9	Edamer Käse	– 6
Linsen	–17	Forelle	– 9	Maisstärke, Mondamin	– 6
Schaffleisch (mager)	–17	Bohnen, braun	– 9	Schweizer Käse	– 6
Grahammehl	–17	Bohnen, dick	– 9	Vollkornbrot	– 6
Käse 45% Fett	–17	Käse, 30% Fett	– 9	Pflanzenöl	– 6
Schellfisch	–16	Lachs	– 8	Mais	– 5
Roggenmehl	–16	Zunge	– 8	Camembert	– 5
Nieren	–15	Leber	– 8	Limburger	– 5
Rindszunge	–15	Kommiß-Weißbrot	– 8	Schweineschmalz	– 5
Schweinefleisch (fett)	–15	Weizen, geschält	– 8	Preiselbeeren	– 5
Schleie	–14	Margarine	– 8	Artischocken	– 5
Rindfleisch (mager)	–14	Gans, gekocht	– 8	Rahmkäse	– 5
Gerste	–13	Kalb, gekocht	– 8	Cornflakes	– 5
Rosenkohl	–13	Niere	– 8	Kakao	– 5
Flußlachs	–13	Eiklar	– 8	Kabeljau	– 5
Haferflocken	–13	Avocado	– 8	Erbsen, gelb, trocken	– 5
Hafermehl	–13	Scholle	– 8	Grünkohl (März)	– 4
Roggen, geschält	–11	Hüttenkäse	– 8	Butter	– 4
Palmin	–11	Mais, Polenta	– 8	Weizenmehl	– 3
Weizengrieß	–10	Knäckebrot	– 7	Rahm, 38% Fett	– 3
Teigwaren	–10	Aal	– 7	Mandeln	– 2
Gerste, geschält	–10	Zwieback	– 6	Haselnüsse	– 2
Walnüsse	– 9	Parmesankäse	– 6	Hirse	– 2
Kalbfleisch, gekocht	– 9	Emmentaler	– 6		

Beispiel, wie man das Säure-Basen-Verhältnis in Nahrungsmitteln ausrechnen kann:

	Säure		*Base*	
300 g Zwiebeln			(2)	+ 6,00
200 g Karotten			(10)	+20,00
100 g Sellerieknollen			(11)	+11,00
100 g Olivenöl	(6)	– 6,00		
150 g Haferflocken	(13)	–19,50		
300 g Eier (4 Eier)	(11)	–33,00		
400 g Kartoffeln			(7)	+28,00
500 g Milch			(5)	+25,00
300 g Äpfel			(3)	+ 9,00
25 g Mandeln	(2)	– 0,50		
25 g Rosinen			(15)	+ 3,75
100 g Zitronen			(4)	+ 4,00
Total		59,00		106,75

Verhältnis: ca. 35,6% säurebildend – ca. 64,4% basenbildend

DIE IDEALE NAHRUNGSZUSAMMENSETZUNG WÄRE: 35% SÄUREBILDEND UND 65% BASENBILDEND

NB: Die voranstehenden Tabellen enthalten nur Richtwerte; diese sind als milli-äquivalente Säure- oder Basenwerte zu verstehen. Die Werte können unterschiedlich sein, abhängig von Wachstumsort, Bodenqualität, Klimaverhältnissen, Einsatz von Düngemitteln und Schädlingsbekämpfungsmitteln sowie Insektiziden.

Was passiert bei zuviel Säure?

Unser Körper besteht aus unzähligen winzigen Zellen, die für das Funktionieren aller Stoffwechselvorgänge verantwortlich sind. Ein reibungsloser Ablauf all dieser Vorgänge ist nur dann gewährleistet, wenn der Stofftransport und die Informationsübermittlung der Zellen funktionieren.

Ein Zuviel an Säure behindert diesen Stoffaustausch. Wichtige Stoffwechselvorgänge werden dadurch gestört oder gänzlich unmöglich. Damit gerät natürlich auch das Funktionieren des Gesamtorganismus in Gefahr.

Unsere Mahlzeiten setzen sich in der Regel aus 80 Prozent sauren und 20 Prozent basischen mineralischen Bestandteilen zusammen: also genau im umgekehrten Verhältnis, wie es für einen reibungslosen Ablauf der Stoffwechselvorgänge im Körper erforderlich wäre! Um die Idealbalance von 80 Prozent Basen und 20 Prozent Säuren wiederherzustellen, muß unser Organismus daher erhebliche Arbeit leisten. Er muß die sauren Nahrungsbestandteile durch gebildete basische Verbindungen neutralisieren. Das natürliche Gleichgewicht wäre zumindest 35 Prozent Säuren zu 65 Prozent Basen. Eine Übersäuerung des Körpers kann nämlich erhebliche gesundheitliche Störungen zur Folge haben: Rheuma, Entzündungen jeglicher Art und vieles andere.

Essen Sie abwechslungsreich und vielseitig!

Stellen Sie jede Mahlzeit aus verschiedenen Lebensmitteln zusammen, decken Sie möglichst alle Nährstoffgruppen ab! Essen Sie bedarfsgerecht, nehmen Sie nicht mehr Nahrungsenergie auf, als Ihr Körper braucht. Passen Sie die Nahrungszufuhr Ihrer körperlichen Aktivität an.

Nehmen Sie lieber sieben kleine als drei große Mahlzeiten pro Tag zu sich. Große Portionen belasten die Verdauungsorgane, verursachen ein starkes Völlegefühl und machen müde. Essen Sie stets langsam, und kauen Sie gründlich, damit die Nahrung besser verdaut werden kann.

Verzehren Sie weniger tierisches Eiweiß. Decken Sie Ihren Eiweißbedarf mehr aus pflanzlichen Lebensmitteln.

Essen Sie weniger Fett. Ziehen Sie fettarme Lebensmittel den fettreichen vor. Bevorzugen Sie Fett mit vielen ungesättigten Fettsäuren.

Schränken Sie den Verzehr von Zucker und Süßigkeiten ein. Essen Sie täglich frisches Obst, Gemüse und Vollkornprodukte.

Achten Sie auf eine schonende Zubereitung. Ziehen Sie fettarmes Braten und Garen vor. Halten Sie Speisen nicht lange warm.

Seien Sie sparsam mit Salz, verwenden Sie statt dessen mehr Kräuter und Gewürze.

Schränken Sie Ihren Alkoholkonsum ein. Hören Sie zu rauchen auf. Trinken Sie genügend, bevorzugt Mineral- und Heilwässer. Auch wenn Sie keinen Durst verspüren, sollten Sie auf eine ausreichende Flüssigkeitszufuhr achten. 1,5 bis 2 Liter pro Tag sind die Menge, die Ihrem Körper guttun. Besonders geeignet sind Tee, Mineralwasser (kochsalzarm) oder Fruchtsaft. Der Natriumgehalt eines Mineralwassers sollte unter 100 mg/l liegen.

Achtung, Sportler!

Jeder will heute jugendlich, vital und leistungsfähig sein und dazu noch gut aussehen. »Kraftvoll und körperbewußt« heißt die Devise der Sport- und Fitneßtreibenden. Alle Altersklassen sind davon betroffen.

Vor allem Frauen haben psychologische, soziale und körperliche Schranken überschritten. So wäre vor Jahren wohl kaum jemand auf den Gedanken gekommen, ausgerechnet Bodybuilding als idealen Sport für Frauen zu empfehlen. Gerade in dieser Sportart aber hat das »schwache« Geschlecht seine Leistung über Grenzen hinaus gesteigert, die früher als unverrückbar galten.

Sportliche Betätigung und Aktivität sind für viele Menschen ein wesentlicher Bestandteil des Alltags geworden. Die gesundheitlichen Vorteile liegen auf der Hand. Sie überzeugen um so mehr, je stärker die Grundlagenforschung die Zusammenhänge zwischen Bewegung und Gesundheit, zwischen Unbeweglichkeit und Krankheit an den Tag bringt.

»Ausschwitzen« von Mineralstoffen und Spurenelementen

Allerdings machen sich nur die wenigsten klar, daß dauerhafte sportliche Leistung den Wasser- und Elektrolythaushalt aus dem Gleichgewicht werfen kann. Beim Sport gehen über den Schweiß Mineralstoffe und Spurenelemente in erheblichen Mengen verloren.

Man weiß, daß pro Liter Schweiß 2,7 bis 3 Gramm Mineralien ausgeschieden werden. Deshalb müssen vor allem Sportler an eine ausgewogene Ernährung und, falls dies nicht reicht, an Substitution der wichtigsten Mineralien und Vitamine denken.

Ein Sportler verliert am Tag 3 bis 5 Liter Schweiß. Gegenüber einem Nichtsportler ist sein Bedarf an Mineralstoffen und Vitaminen folglich mindestens verdreifacht.

In einer vollwertigen, bilanzierten Ernährung sollten 4 g Chlor, 2,5 g Natrium, 2,5 g Kalium, 0,8 g Calcium, 0,8 g Phosphor, 0,3 g Magnesium und 0,3 g Silicium enthalten sein.

Für Sportler ergibt sich daraus ein durchschnittlicher täglicher Bedarf von 15 bis 25 g Natrium, 4 bis 6 g Kalium, 1,8 bis 2,5 g Calcium und 0,5 bis 0,7 g Magnesium.

Außerdem hat er einen zusätzlichen Bedarf an den Vitaminen B_1, B_2, B_6, B_{12}, C und E.

Leistung ist nur dann möglich, wenn unsere Lebensabläufe im Körper optimal unterstützt werden und wenn die Bausteine Mineralien und Vitamine ausreichend und in der richtigen Zusammensetzung vorhanden sind.

Diese Bausteine werden im Körper weder produziert noch im eigentlichen Sinne verbraucht. Normalerweise wird der ständige Umsatz durch Aufbau und Untergang von Körperzellen und die Abgabe über Sekrete, Stuhl, Urin und Schweiß durch die Nahrungsaufnahme kompensiert.

Säuren, Basen und Salze, vor allem Natrium, Kalium, Magnesium, Calcium und Chlor, und ihre Regulation sind eng mit dem Wasserhaushalt des Organismus verknüpft.

Flüssigkeitsvolumen im Körper, gesamtosmotische Konzentration und Konzentrationsverhältnisse der Elektrolyte untereinander spielen eine entscheidende Rolle, um die physiologischen Grundfunktionen des Körpers zu gewährleisten und eine dauerhafte Hochleistung aufrechtzuerhalten.

Der Stoffwechsel und die Erregbarkeit jeder Zelle sind mit den Elektrolytverschiebungen jeder Zellmembran auf das engste verknüpft.

Verändert sich die Konzentration eines Mineralstoffes in geringer Form, so verschieben sich auch alle anderen.

Tip

Unsere Erfahrung hat gezeigt, daß vor allem Magnesium- und Zinkmangel bei Sportlern und Fitneßtreibenden auftritt.

ANHANG
Informationen

Das Wasser, das wir trinken ...

... – ist es noch rein?

Ursprünglich kam aus unseren Quellen und Bächen reinstes Trinkwasser.

Heute sind daraus versauerte, mit Bodenmineralien, Schwermetallen und durch Schadstoffe aus der Luft belastete Wasserläufe geworden, in denen weder Fische noch Kleinstlebewesen natürlich überleben können.

In den Tälern und Ebenen hat vor allem die intensive chemische Düngung das Grund- und damit auch das Trinkwasser verunreinigt. Häufig ist es sogar schon verseucht und ungenießbar geworden.

Doch auch die Wasserwerke, in denen das Wasser erst aufbereitet werden muß, können letztlich nicht mehr das reine Naturprodukt liefern. Einmal werden zum Beispiel durch die Chlorung wieder andere Fremdstoffe beigemischt; zum anderen setzt man durch Zugabe von Fremdstoffen den pH-Wert nach oben, damit die Wasserleitungen durch ein etwas zu saures Wasser nicht angegriffen werden. Normalerweise kommt Wasser mit einem pH-Wert von 6,8 bis knapp 7 aus der Quelle.

Es stellt sich hier die Frage: Was ist wohl gesünder – Wasser, das natürlich ist, oder eines, das künstlich auf einen pH-Wert von 8,0 gebracht wird?

Außerdem verliert das Wasser bei der intensiven Bearbeitung über mehrere Stationen die so wichtigen Protonen und Elektronen, die zur Erhaltung der gesunden Funktion unserer Organe von vitaler Bedeutung sind.

Unser Wasser wird durch die sogenannte Aufbereitung zur »Trinkbarkeit« häufig zu einem regelrechten Meer und Transportmittel für eine Unzahl von krankmachenden Viren.

In diesem Zustand kann es natürlich nicht mehr die so wichtigen

Funktionen der Entschlackung, Regulierung und Verbesserung des Stoffwechsels erfüllen. Das ist jedoch die von der Natur her vorgesehene Hauptfunktion des Wassers!

Der menschliche Körper besteht zu etwa 70 Prozent aus Wasser. Und ein Mensch kann nur etwa vier Tage ohne Wasser überleben.

Unser Wunsch: Wasser wie aus einer Quelle

Techniker der Schweiz haben sich zur Aufgabe gemacht, ein Gerät zu entwickeln, das wieder gesundes, wohlschmeckendes Wasser liefert – Wasser wie aus einer Quelle.

Das Ergebnis ihrer Forschungsarbeiten ist das *»Aquamin«*-Gerät. Mit ihm wird verunreinigtes Wasser ohne chemische Mittel oder Oxidation gereinigt. Nitrate und chlorierte Kohlenwasserstoffe können bis zu 80 Prozent ausgefiltert werden; Waschmittelrückstände, organische Stoffe wie Bakterien und Viren oder sonstige chemische Stoffe sogar bis zu 90 Prozent.

Das der Natur nachgeahmte Umkehrosmoseverfahren hat sich als die wirksamste Methode erwiesen, um aus dem mit krank machenden Schadstoffen belasteten Wasser wieder ein naturnahes Element zu machen. Dieses Wasser wird in seinen ursprünglichen Zustand zurückgeführt und schwemmt Gifte und schädliche Ablagerungen aus dem Körpergewebe aus. Es läßt Speisen und Getränke ihr natürliches und volles Aroma entfalten.

Die Umkehrosmose ist ein natürliches Trennverfahren auf molekularer Ebene nach dem Vorbild der Natur. Das Herzstück des Reinigungsverfahrens ist eine einmalige selbstreinigende Membran. Diese Membran, in Amerika entwickelt, wird dort seit Jahren im medizinischen und industriellen Bereich sowie zur Reinigung von Trinkwasser eingesetzt.

Allein durch den Leitungsdruck kommt es an den mikroskopisch kleinen Poren der Membran zu einer Trennung der Schadstoffmoleküle von den Wassermolekülen. Die Wassermoleküle können passieren, während die größeren Schadstoffmoleküle zurückgehalten und weggespült werden. Dieser Filter bietet umfassenden Schutz vor organischer Verunreinigung und Chemikalien. Zudem werden Geschmack und Geruch des Wassers stark verbessert.

Das *»Aquamin«*-Gerät schützt Ihr Wasser vor Verunreinigung durch Asbest, Atrazin, Bakterien, Blei, Cadmium, Chlor, Dioxin, Kalk, Kohlenwasserstoffe, Natriumnitrat, Nitrit, Pestizide, Phosphate, Pyrogene,

Quecksilber, radioaktive Partikel, Schwermetalle, Viren und vieles andere mehr.

Wenn Wasser zur Gefahr wird

Täglich hören und lesen wir von Schauermeldungen über Vergiftungen unserer Gewässer, Flüsse und Meere. Skrupellose Industriezweige, landwirtschaftliche Betriebe und Millionen von Haushalten lassen Tonnen von Chemikalien einfach in unsere natürlichen Wasservorräte laufen. Alle verschließen die Augen vor der Tatsache: Ohne Wasser keine Überlebenschance!

Ein Arzt sagte einmal zu einem Patienten: »Sie sind so gesund wie ein Fisch im Wasser! Sie haben zuviel Quecksilber!«

Sind Sie auch so gesund wie ein Fisch im Wasser?

Ist Ihr Wasser, mit dem Sie sich und Ihre Kleidung waschen, mit dem Sie kochen und das Sie trinken in Suppen, Kaffee und Tee, wirklich ganz unbelastet?

Oder kommen Ihnen da Zweifel? Leiden Sie öfter unter Bauchschmerzen? Schmeckt Ihr Wasser etwas seltsam – vielleicht salzig, seifig? Ist Ihr Wasser trübe? Riecht es fade, ist es schaumig? Haben Sie öfter Durchfall, oder leiden Sie an Allergien? Haben Sie chronische Krankheiten?

Wenn Sie eine dieser Fragen mit Ja beantworten können, so ist es möglich, daß mit Ihrem Wasser etwas nicht stimmt. Wir helfen, dies herauszufinden!

Wir analysieren Ihr Wasser auf Quecksilber, Nickel, Chrom, Aluminium, Blei, Zink, Eisen, Cadmium, Molybdän, Kupfer, Nitrat, Bromid, Chlorid, Sulfat, Phosphat und den pH-Wert.

Vielleicht können wir damit bewirken, daß es Ihnen bald wieder bessergeht und Sie mit gutem Gewissen und ohne Sorge um Ihre Gesundheit das köstliche Naß genießen können. Eine Analyse von *»Mineralab«* hilft Ihnen dabei.

Yerba-Lapacho-Tee

Wenn Sie nun aufgrund einer Haaranalyse wissen, welche Mängel oder welche Überschüsse in Ihrem Körper vorhanden sind, können Sie diese gezielt behandeln.

Nach der Lektüre dieses Buches wird es wohl jedem klar sein, daß irgendein Kombinationspräparat, das nicht auf den einzelnen zugeschnitten ist, mehr schaden als helfen kann.

Wir von »*Mineralab*« bieten jedem Kunden ein individuelles Präparat an, das nur auf seine Mängel oder Überschüsse zugeschnitten ist. Wir mischen es für jeden einzeln und individuell – so, wie er es braucht.

Nach einer gewissen Zeit der Einnahme Ihres individuellen Präparates möchten Sie jedoch noch mehr tun, damit Sie nicht wieder in einen Mineralstoff- und Vitaminmangel zurückfallen.

Hier bietet sich vor allem der Yerba-Lapacho-Tee an. Der Lapacho-Tee ist ein südamerikanischer Tee aus der Rinde des Lapachobaumes. Yerba-Lapacho wächst auf eisen- und kalkreichen Böden in Südamerika (Paraguay), die von Umwelteinflüssen wie Schwermetallen und Pestiziden weitgehend verschont geblieben sind.

Die Rinde des Lapachobaumes verbessert die Immunität und Abwehrkraft Ihres Körpers und stärkt die Zellstruktur. Sie besitzt einen für Heilpflanzen ungewöhnlich hohen Mineralstoff- und Spurenelementgehalt. Die Hauptwirkung des Lapacho-Tees beruht auf seiner stimulierenden Wirkung auf das Abwehrsystem unseres Körpers. Dank ihrer bakterien- und virushemmenden Eigenschaften ist die Lapachorinde übrigens auch bei Pilzerkrankungen sowohl innerlich als auch äußerlich sehr wirksam.

Vitamin C und Lapacho-Tee zusammen beschleunigen die Ausscheidung von unerwünschten Stoffen im Körper, stärken die Widerstandskraft und vermindern die Allergiebereitschaft.

Die Zubereitung von Yerba-Lapacho als Tee

Die Lapachorinde kann als Tee aufgegossen oder der Aufguß als Bad verwendet werden.

Teezubereitung:
2 gehäufte Teelöffel Rinde werden 3 Minuten lang in 1 Liter leicht siedendem Wasser aufgekocht und abgesiebt. Den fertigen Tee trinkt man, über den Tag verteilt, je nach Belieben warm oder kalt. Yerba-Lapacho-Tee kann täglich in einer Menge von 1 bis 3 Tassen getrunken werden. Bei therapeutischer Anwendung gegen diverse Krankheiten trinkt man 8 bis 12 Tassen pro Tag.

Dank seiner revitalisierenden und auch wundheilenden Wirkung verwendet man Yerba-Lapacho auch als Badezusatz.

Zubereitung des Bades:
1 gehäufter Eßlöffel Rinde in 1 Liter Wasser 5 Minuten kochen lassen, absieben und dem 36 bis 38 Grad Celsius warmen Badewasser zugeben. Man badet 20 Minuten, ohne anschließend abzuduschen. Danach trocknet man den Körper nicht ab und ruht, warm zugedeckt, noch eine Zeitlang.

BIOMAG-Magnetfeldtherapie

Was ist die Magnetfeldtherapie?

Die Nutzung von Magnetfeldern für Heilzwecke ist wohl die älteste physikalische Therapieform und schafft mit einer erhöhten Sauerstoffanreicherung im Gewebe und dem forcierten Abtransport von Stoffwechselschlacken eine Voraussetzung für jeden Heilungsprozeß.

Wo wird die Magnetfeldtherapie angewendet?

Neben der Heimbehandlung kennt man die Magnetfeldtherapie auch in der Allgemeinmedizin, inneren Medizin, HNO, in der Orthopädie, Sportmedizin und Gynäkologie etc.

Was sind die Vorteile der Magnetfeldtherapie?

Die praktische und problemlose Anwendung ohne Nebenwirkungen bietet auch zu Hause eine schmerzlose Behandlung mit optimalem Therapieerfolg wie zum Beispiel bei rheumatischen Erkrankungen, Ischialgien, Schlafstörungen, Sportverletzungen, verzögerter Wundheilung, Neuralgien, Migräne, Bronchitis, Gastritis, Stoffwechselerkrankungen und Durchblutungsstörungen.

Der biologische Wirkungskreis von BIOMAG

Der BIOMAG erzeugt ein niederfrequentes, elektromagnetisches Feld.
Dieses Magnetfeld bewirkt eine Verbesserung des Wohlbefindens durch erhöhte Sauerstoffverwertung. Die körpereigenen Abwehrkräfte werden dadurch gestärkt. Magnetische Feldlinien durchdringen den Körper, und die für die Zellfunktionen wichtigen Natrium- und Kalium-Ionen im Blut werden beeinflußt.

Dadurch entsteht ein erhöhter Ionenaustausch, und somit wird die Sauerstoffverarbeitung in den Zellen verbessert.

Wie funktioniert der BIOMAG?

Der Magnetfelderzeuger ist ein 6-V-Gerät mit niedriger Frequenz, 10 Hz, und Spannung von 0–300 Ma. Vom Gerät geht ein 1,5 mm^2 dikker, isolierter Kupferdraht rund um das Areal, auf dem man eine Einwirkung dieser Magnetfelder wünscht.

Die Vorteile des BIOMAG

Dank dem breiten Indikationsfeld, der schmerzlosen Behandlung ohne Nebenwirkungen und der praktischen, problemlosen Anwendung wird die BIOMAG-Methode in den USA wie auch in Skandinavien und vielen europäischen Ländern zur therapeutischen Behandlung eingesetzt.

Der BIOMAG reguliert auch negative Strahlungen und geopathische Störungen (wie von Hochspannungsleitungen, TV-Verstärkern, Fernsehern und Computern) und kann strahlungsbedingten Erkrankungen vorbeugen.

Wo setzen Sie den BIOMAG ein?

Im Wohn- oder Schlafzimmer oder auch am Arbeitsplatz. Ganz einfach dort, wo Sie sich in Zukunft wohler fühlen wollen!

Wo erhalten Sie den BIOMAG?

Gratis- und unverbindliches Informationsmaterial über die Haar-Mineralanalyse, Nährstoffergänzung mit Mineralien und Vitaninen, Wasserreinigung, Lapacho-Tee, Biomag etc. wie aber auch fachmännische Beratung erhalten Sie durch:

Mineralab AG/Frede Ladefoged
Böhnirainstraße 13
CH-8800 Thalwil
Telefon 0041-(0)1-720 21 01

Analyse-Resultate von »Mineralab«

Ein Muster der Standardanalyse mit 31 Elementen ersehen Sie aus dem nachfolgenden Computerausdruck. Gegen Mehrpreis kann das Labor bis zu 60 Elemente messen.

Auswertung der Analyse: Die 63jährige Frau leidet an Haarausfall, Hautproblemen, Müdigkeit, welche ohne Zweifel stoffwechselbedingt sind und mit Zinkmangel und Kaliummangel in Verbindung stehen. Wie bei vielen anderen ist auch hier eine Überlastung mit Aluminium (saurer Regen, Aluminiumverpackungen) festzustellen. In dieser Analyse liegen Calcium und Magnesium im tiefen Bereich und müssen beim Ernährungsprogramm mitberücksichtigt werden. Viele Leute haben Herz-Kreislauf-Probleme und sollten deshalb auf den Magnesiumhaushalt achten. Calcium ist sehr wichtig für Knochen- und Zahnbildung, und niedrige Werte können auf die Gefahr von Muskelschwäche und Nervosität deuten.

MINERALAB Schweiz - CH 8800 THALWIL

Alter : 63
Ref. Nr. : 14250V
Geschlecht : W
Testdatum : 27.09.91

– *Einheit der angegebenen Werte : ppm (parts per million)* –

– Calciumwerte über 2000 und Magnesiumwerte über 200 weisen auf einen Mangelzustand hin, in dem der Körper diese Elemente vermehrt aus den Depots (feste Gewebe wie Knochen) mobilisiert, d.h. sich beschafft. Deshalb sind im Haar erhöhte Werte zu messen.

MINERAL		Referenzbereich	Testwert
Calcium	Ca	350–1650	354
Magnesium	Mg	20–190	32
Phosphor	P	135–275	264
Zink	Zn	190–280	162
Silicium	Si	8–22	392,0
Chrom	Cr	0.2–0.6	3,19
Mangan	Mn	0.3–1.4	0,16
Molybdän	Mo	0.1–1.3	< 0,10
Kupfer	Cu	8–48	16,0
Eisen	Fe	11–24	6,9
Kalium	K	20–90	12
Natrium	Na	30–130	8
Selen	Se	0.2–0.9	< 0,24
Kobalt	Co	0.1–0.3	< 0,17
Bor	B	0–3.5	1,14
Gold	Au	0.2–0.5	< 0,22
Platin	Pt	0.2–0.5	< 0,29
Strontium	Sr	0.5–10	1,76
Barium	Ba	0.4–6	0,31
Vanadium	V	0.1–0.3	< 0,10
Nickel	Ni	0.2–1.0	1,82
Germanium	Ge	0.2–0.4	< 0,31
Jod	I	5–35	11,1
Schwefel	S	31000–47000	52464
Lithium	Li	0.02–0.45	< 0,024

TOXISCHES MINERAL		Referenzbereich	Testwert
Cadmium	Cd	0–0.6	0,22
Blei	Pb	0–3.5	< 0,7
Aluminium	Al	0–5	7,4
Quecksilber	Hg	0–2.5	< 0,36
Arsen	As	0–3.0	< 1,0
Beryllium	Be	0–0.25	< 0,120

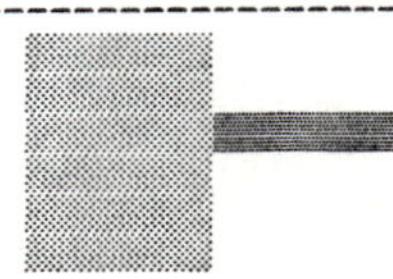

MINERAL VERHAELTNIS	Referenz-bereich	Test-wert	Niedrig	Normal	Hoch
Ca/Mg	2-60	11,2			
Ca/Cu	5-125	22			
Ca/fe	10-300	52			
Ca/Pb	> 10	491			
Ca/Zn	1-10	2,2			
Zn/Cr	50-500	51			
Zn/Cu	2-20	10,1			
Zn/Fe	8-35	23,6			
Zn/Mn	10-500	1020			
Zn/Cd	> 50	736			
Na/K	0.1-4	0,65			
Fe/cu	0.1-5	0,43			
K/Fe	1-20	1,7			
Zn/Mg	2-10	5,1			
Fe/Mn	2-50	43			

Testresultat für:

Mangel an folgenden Mineralien:

Zinc Eisen Mangan Kalium Natrium Barium

Zu hoher Wert bei folgenden toxischen Mineralien:

Aluminium

Aufgrund der Analysenresultate empfehlen wir Ihnen folgendes:

- *Ergänzungsnahrung mit Mineralstoffen*

  (individuelle Zusammensetzung gem. Analyse, 2 x 250 ml)

- *Calciumascorbat FCC*

- *Verba Lapacho Baumrinde (altes Naturmittel de Guarani-Indianer)*

MINERALAB Schweiz - CH 8800 THALWIL

Schadstoffe im Haus

So viele Schadstoffe können in unseren Wohnräumen gemessen werden:

Schadstoff	Vorkommen/Verwendung	Biologische Wirkung
Benzol	Farben, Lacke, Plastikstoffe	Erkrankungen des Atemtrakts, kanzerogen
Blei	Farben, Lacke, Wasserrohre, Autoabgase (Außenluft)	Hyperaktivität bei Kindern, Minderung der Intelligenz. Epilepsie, Gedächtnisschwund, Müdigkeit, Appetitlosigkeit, Kopfschmerzen
Cadmium	Glasuren, Kunststoffe (z. B. Wasserleitungsrohre), Kosmetika	Bluthochdruck, Nierenfunktionsstörung, Enzymstörung, Arteriosklerose, Kopfschmerzen, Reizung der Luftwege, Erbrechen, Schleimhautentzündung, kanzerogen, Knochendefekte
Chlorbenzol	In Lösungsmitteln, Polituren, Pestiziden	narkotisch wirkend, Leber-, Nieren- und Lungengift
Chrom	Zement, Zementhärter u. -kleber, Korrosionsschutzmittel, Beizen, Farbstoffe, in Ölen, Gefrierschutzmitteln, Imprägniermitteln, Leder etc.	Chromgeschwüre, Rhinitis, Verätzung der Schleimhäute. Chron. Bronchitis, Augenreizung, Enzymstörung, kanzerogen
Dichlorethan	PVC, Fleckenwasser, Abbeizmittel, Lösemittel f. Harze, Asphalt, Kautschuk etc.	Kopfschmerzen, Bewußtlosigkeit, Leber-, Nieren-, Darm- und Magenschäden, krebsverdächtig
Epoxidharz	Fliesenkleber, Holz- und Metallklebstoff, Betonbindemittel, Spachtelmaterial, Papier- und Textilveredelungsstoff, Ledergerbmittel	Kontaktallergien (Hautausschlag, Ekzem), Asthma
Ethyl-Benzol	Lösungsmittel in styrolverwandten Produkten	greift die Augen stark an
Formaldehyd	Leime, Lacke, Spanplatten, UF-Schaum, Desinfektions- und Konservierungsmittel, Ledergerbstoff, Bestandteil zahlreicher Kunststoffe	Reizung der Schleimhaut, Asthma, Bindehautentzündung, Kopfschmerzen, Müdigkeit, Gelenkschmerzen, Lungenschaden, Ekzem, mutagen, krebsverdächtig
Isocyanate	Kleber, Lacke, Gummi, Schaumkunststoff (PU)	Schleimhautreizung, allerg. Asthma
Kobaltchlorid	Farbstoffe, Kunstharze, Korrosionsschutzmittel	Kontaktallergien
Kohlendioxid (CO_2)	Heizung, Atmung (Lüftungsproblem)	Kopfschmerzen, Schwindel, Bewußtlosigkeit, Pseudo-Krupp, Blutdruckanstieg
Kohlenmonoxid (CO)	Heizung (unvollständige Verbrennung), Auspuffgase	Neuropsychische und Kreislaufstörungen, Blockierung des Hämoglobins (»innere Erstickung«), Müdigkeit, Kopfschmerzen, Schlafstörungen, Schwindelgefühl, Konzentrationsstörungen, Sehstörungen, Herzrhythmus unregelmäßig
Lindan	Insektizid (Imprägniermittel)	Kopfschmerzen, Atemlähmung, Reizung der Bindehaut, Übelkeit, Krämpfe, Erbrechen

Methylenchlorid	Abbeizmittel	hautätzend
Paradichlorbenzol	Mottenschutzmittel, in Luftverbesserungs-mitteln	Kopfschmerzen, Schleimhautreizung, Schwindel, Narkotikum, Leber-, Lunge-, Nierenschäden, Depressionen
Pentachlorphenol (PCP)	Fungizid (Imprägniermittel)	wie Lindan! Knochenmarkschwund, Nierenschäden, Leberzirrhose
Phenol	Kunstharze, Leime, Farbstoffe, Imprägniermittel und Desinfektionsmittel, Teer, Pech	Kopfschmerzen, Schwindel, Sehstörung, hautätzend, Nieren-, Leber- und Kreislaufbeschwerden, Verdauungsstörungen, Schädigung des Zentral-nerven- u. Immunsystems sowie von Bauspeicheldrüse, Milz u. Lunge, mutagen, krebsverdächtig
Phosphorsäureester (E 605 . . .)	Weichmacher, Flammschutzmittel, Schädlings-bekämpfungsmittel (fungizid, insektizid, herbi-zid)	Nervengift, Schwindel, Sehstörungen, fermenthemmend, Leberschäden, Leukozytose
Quecksilber	Leuchtstoffröhren, Zahnplomben (Amalgam), Batterien, Haarwaschmittel, Kosmetika, Saat-gut Beizen, Imprägniermittel, Farben, Boden-wachse, Kopietoner, Druckschwärze	Gehirn- und Nierenzellenschäden, allergische Reaktionen an Haut und Schleimhaut, Enzymstörung, Schlafstörungen, Angstgefühle, psych. Reiz-barkeit, Konzentrationsschwäche, Sprachstörungen, Zittern der Hände
Schwefeldioxid (SO_2)	Heizungs-, Kfz- und Industriegas	Reizung der Schleimhäute, Hustenreiz, Bronchitis, Entzündung der Augen, Beklemmungsgefühl, Nesselsucht, Nierenschäden
Styrol	Kunststoff, Polystyrol, Kleber, synthet. Gummi (Wärmedämmstoff, Verpackung von Lebensmit-teln)	Narkotikum, Kopfschmerzen, Depressionen, Verhaltensstörungen, Seh-störungen, Müdigkeit, Reizung der Atemwege u. d. Bindehaut, Geistes-krankheiten, mutagen, Krebvsverdacht
Sulfonamide	Imprägniermittel (bakterizid), Arzneimittel	Verdauungsstörungen, Hämaturie, Allergien in Form von Fieber, Dermati-tis, Asthma, Photosensibilität, Nierenschäden
Tenside	Fensterputzmittel, Fußbodenpflegemittel, Sani-tär- u. WC-Reiniger, Scheuermittel, Spülmittel, Waschmittel	Allergische Reaktionen an Haut und Schleimhäuten, Ekzeme
Terpentinol-Ersatz (Testbenzin, Tetralin)	Schuhpflegemittel, Ledersprays, Lösemittel für Farben, Lacke, Lasuren etc.	Ekzeme, Reizung der Schleimhäute, Atemnot, Kopfschmerzen, narkotisie-rend, Linsentrübung
Tetrachlorkohlenstoff und Tri (Trichlorethylen)	Fleckentferner, Imprägniermittel für Textilien, Fußbodenpflegemittel	Nerven- und Zellschäden, krebsverdächtig
Tetramethylthiurami-disulfid (TMTD)	Gummi, Fungizid, Insektizid, Konservierungs-mittel	»Gummiallergie«, Haut- und Schleimhautreizungen
Vinylchlorid (VC)	Fußbodenbeläge, Textilien, Spielzeug, Rolladen, Installationsrohre	Bindegewebsveränderungen in Lunge, Leber und Blutgefäßen, krebserre-gend, mutagen
Xylol/Toiuol	Lösungsmittel für Kleber und Lacke etc., Bleichmittel	Reizung der Haut, Narkotikum, Verhaltensstörungen, Schäden am Nerven-system, Leber, Nieren, Herz

(Aus: A. SCHNEIDER, *»Das Haus – Ursache allergischer Erkrankungen«*, 1984.)

Die Übersichtstabelle »Schadstoffe im Haus«, die Sie auf der vorangehenden Doppelseite fanden, wurde in einem Sonderheft der Zeitschrift »Natur« veröffentlicht und war dem Werk »Das Haus – Ursache allergischer Erkrankungen« von A. Schneider (Institut für Baubiologie und Ökologie, Neubeuern 1984) entnommen worden.

Diese Übersicht, die eigentlich nur exemplarisch zu verstehen ist, weil wir ja darüber hinaus noch einer Fülle weiterer Schadstoffbelastungen ausgesetzt sind (Nahrung, Kleidung, Kosmetika, Medikamente, Luftverschmutzung, Wasserbelastung, Strahlenbelastung – und so fort), macht Ihnen deutlich, wie vielfältig die schädigenden Einflüsse auf das Mineralstoffgleichgewicht in unserem Körper sein können.

Um so wahrscheinlicher ist es, daß sich hinter gesundheitlichen Störungen, hinter unklaren Beschwerdebildern und rätselhaften Mißempfindungen entweder Mangelzustände bezüglich essentieller Mineralstoffe, Spurenelemente und Vitamine oder aber zu hohe Belastungen durch toxische Stoffe wie Schwermetalle verbergen.

Anliegen dieses Buches war und ist es, Ihnen für mögliche Zusammenhänge dieser Art die Augen zu öffnen und Ihnen einen Weg aufzuzeigen, sich selbst Klarheit zu verschaffen über das, was Ihnen fehlt, und das, wovon sich zuviel in Ihrem Körper angelagert hat. Dementsprechend können Sie dann durch gezielte Ernährungsumstellung und genau abgestimmte Vitamin- und Mineralstoffzufuhr dem Übel zu Leibe rücken.

Die medizinische Haar-Analyse hilft Ihnen dabei.

SACHBÜCHER AKTUELLER MEDIZIN

Das Handbuch ganzheitlicher Selbstheilung
Handgriffe des medizinischen Tao-Systems

Von Dr. med. Stephen T. Chang

Dieses Buch (Bestseller in den USA und Frankreich) stammt von einem Arzt, der in China und in den USA in Medizin promoviert hat. Die in seiner Praxis bewährten Revitalisierungsübungen heilen den Organismus und führen ihm Energien zu. Es gibt z. B. Übungen zur Schmerzlinderung, zur Aktivierung der Leberfunktion, zur Gewichtsabnahme, zur Stärkung der Sehkraft und des Herzens. Diese Übungen taoistischer Selbstheilung sind anhand von 100 Abbildungen mühelos anzuwenden und problemlos im Alltag durchzuführen. 280 Seiten, 100 Abb., geb., ISBN 3-7205-1599-0.

Der Gesundheit auf der Spur
Die Mikro-Nährstoffe der Orthomolekularmedizin

Von Dr. med Michael Wiedemann

Es sind rund 80 körpereigene Substanzen, mit denen die neue Medizin arbeitet: Vitamine, Mineralstoffe, Spurenelemente, Amino- und Fettsäuren. Sie zeitigen keine Nebenwirkungen. Entscheidend ist das Gleichgewicht dieser Stoffe im Körper, die üblicherweise durch richtige Ernährung zugeführt werden. Fehlen wichtige Nährstoffe, sind Beigaben notwendig. Dieses vom Wegbereiter der Orthomolekularmedizin, dem zweifachen Nobelpreisträger Prof. Linus Pauling, eingeleitete Buch eines ärztlichen Experten, der ein namhaftes Sanatorium leitet, gibt Ihnen Auskunft, was Sie als Gesunder zur Krankheitsvorbeugung tun müssen und was ein orthomolekular behandelnder Arzt für einen Kranken tun kann. Die Orthomolekularmedizin beseitigt die Ursachen und nicht nur die Krankheitssymptome. 224 Seiten, geb., ISBN 3-7205-1543-5.

Das grosse Handbuch der Homöopathie
Ein Ratgeber für die ganze Familie

Von Eric Meyer (Hrsg.)

Die Homöopathie erlebt heute eine Renaissance ohnegleichen, weil sie auf besondere Weise den Erfordernissen der Gesunderhaltung gerecht wird. Homöopathische Mittel sind billig und belasten den Körper nicht durch nachteilige Nebenwirkungen. Sie mobilisieren die körpereigenen Abwehrmechanismen und Selbstheilungskräfte. Die Homöopathie gestattet mit geringen Risiken und hohen Erfolgschancen die Selbstbehandlung und trägt zu einer zeitgemäßen Ökologie in der Medizin bei. Dieses umfassende enzyklopädische Kompendium eines Expertenteams macht Sie mit 350 Krankheitsbildern bekannt. Sie schlagen wie in einem Lexikon nach und erfahren nach neuesten Erkenntnissen die möglichen Ursachen und die zur Heilbehandlung geeigneten Mittel. 320 Seiten, geb., ISBN 3-7205-1567-2.

ARISTON VERLAG · GENF/MÜNCHEN

CH-1211 GENF 6 · POSTFACH 176 · TEL. 022/786 18 10 · FAX 022/786 18 95
D-8000 MÜNCHEN 70 · BOSCHETSRIEDER STRASSE 12 · TEL. 089/724 10 34

Prof. Dr. Christoph Rueger

Die musikalische Hausapotheke

für jedwede Lebens- und Stimmungslage von A bis Z

240 Seiten, gebunden, ISBN 3-7205-1665-2

Professor Ruegers Musikapotheke ist ein hilfreiches, heilsames, wohltuendes, freudespendendes Vademecum für alle Menschen, die Musik – ob Klassik oder Moderne, Konzert, Oper oder Musical – lieben (ohne Kenner sein zu müssen) und die die Erfahrung gemacht haben oder machen wollen, wie gut die richtige Musik im passenden Moment tun kann.

Von A bis Z reicht die Kapitelfolge der hellen und dunklen Stunden, der gesunden und kranken Tage, der guten und schlechten Stimmungen, der Glücksgefühle und Lebenskrisen, der Ängste, Leiden, Bedrückungen und Störungen, der Höhenflüge und Hoffnungen, der Einbrüche und Zufriedenheiten, für die der Musikprofessor in seinen klugen Plaudereien Musik von J. S. Bach bis Kurt Weill anzubieten hat, um Schmerzen zu vertreiben, das Herz zu erleichtern und der Seele wieder Flügel wachsen zu lassen.

Musik tut gut – denn Musik stellt die innere Harmonie wieder her.

Aus dem umfassenden Repertoire eines reichen, vielseitigen Musikerlebens schöpft der Autor seine Erfahrungen mit heilsamen und aufmunternden, besänftigenden und tröstenden Kompositionen. In seine anregenden und geistreichen Erläuterungen flicht er Anekdoten ein und läßt sie als Leserin und Leser die persönlichen Entstehungsumstände miterleben.

Eine vollständige Diskographie belegt jedes in den Kapiteln des Buches genannte Musikstück und führt zu den besten Aufnahmen, die gegenwärtig zu haben sind.

Auch dieses neue Geschenkbuch erhalten Sie in jeder guten Buchhandlung, Prospekte über das Verlagsprogramm direkt beim

ARISTON VERLAG · GENF/MÜNCHEN

CH-1211 GENF 6 · POSTFACH 176 · TEL. 022/786 18 10 · FAX 022/786 18 95
D-8000 MÜNCHEN 70 · BOSCHETSRIEDER STRASSE 12 · TEL. 089/724 10 34